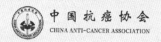
中国抗癌协会
CHINA ANTI-CANCER ASSOCIATION

乳腺癌

中国肿瘤整合诊治指南（CACA）

CACA GUIDELINES FOR HOLISTIC INTEGRATIVE MANAGEMENT OF CANCER

2022

丛书主编 ◎ 樊代明

主　编 ◎ 吴炅

U0244950

天津出版传媒集团

天津科学技术出版社

图书在版编目(CIP)数据

中国肿瘤整合诊治指南.乳腺癌.2022 / 樊代明丛书主编；吴炅主编. -- 天津：天津科学技术出版社，2022.5

ISBN 978-7-5576-9989-5

Ⅰ.①中… Ⅱ.①樊… ②吴… Ⅲ.①乳腺癌—诊疗—指南 Ⅳ.①R73-62

中国版本图书馆CIP数据核字(2022)第064630号

中国肿瘤整合诊治指南.乳腺癌.2022
ZHONGGUO ZHONGLIU ZHENGHE ZHENZHI ZHINAN.
RUXIANAI.2022

策划编辑：方　艳
责任编辑：李　彬
责任印制：兰　毅

出　　版：天津出版传媒集团
　　　　　天津科学技术出版社
地　　址：天津市西康路35号
邮　　编：300051
电　　话：(022)23332390
网　　址：www.tjkjcbs.com.cn
发　　行：新华书店经销
印　　刷：天津中图印刷科技有限公司

开本 787×1092　1/32　印张4.75　字数80 000
2022年5月第1版第1次印刷
定价：46.00元

丛书主编

樊代明

名誉主编

邵志敏　徐兵河　任国胜

主　编

吴　炅

副主编

江泽飞　王永胜　金　锋　张　瑾　张清媛

编　委（姓氏笔画排序）

马　飞　马金利　王中华　王永胜　王树森

王晓稼　王　殊　王海波　王　涛　王　翔

王　靖　王　嘉　王碧芸　付　丽　厉红元

史业辉　甘　露　任国胜　刘运江　刘　健

刘真真　刘　强　孙　强　成文武　江泽飞

余科达　佟仲生　吴新红　宋传贵　张建国

张　剑	张清媛	张　瑾	李俊杰	李　彬
李　曼	李惠平	杨文涛	杨红健	杨犇龙
步　宏	沈菊平	沈镇宙	邵志敏	陈益定
陈策实	庞　达	范志民	郑　莹	金　锋
俞晓立	柳光宇	胡夕春	凌轶群	唐金海
徐兵河	殷咏梅	耿翠芝	袁　芃	顾雅佳
常　才	曹旭晨	盛　湲	黄元夕	黄　建
彭卫军	曾晓华	解云涛	廖　宁	

目录

乳
腺
癌

前言

专家小组对证据和共识的分类采用卫生系统中证据推荐分级的评估、制订与评价（The Grading of Recommendations Assessment, Development and Evaluation, GRADE）系统。

证据级别：

（1）高质量：证据基于高水平前瞻性随机对照研究或随机对照试验的 Meta 分析，研究结果具有高度可信性和推广性。

（2）中等质量：证据基于低水平随机试验或设计良好的非对照试验或队列研究，可信度一般。

（3）低质量：证据基于病例对照研究、回顾性研究、亚组分析、专家共识或科学假设，可信度较低。

推荐级别：

（1）强推荐：证据级别较高，结果与因素具有显著相关性时，专家组给予强推荐。

（2）一般推荐：证据级别较低，结果与因素相关性不显著或无明确证据显示相关性时，专家组给予一般推荐。

第一章

乳腺癌流行病学

第一节　乳腺癌发病和死亡

乳腺癌是全球最常见的恶性肿瘤。据统计，全球185个国家中有159个国家乳腺癌位居女性癌症发病首位，也是110个国家最常见的女性死亡原因。IARC（International Agency for Research on Cancer，世界卫生组织国际癌症研究中心）2020年的最新估计，乳腺癌每年新发病例230万，占全球所有癌症病例的11.7%，每年68.5万的女性因乳腺癌而死亡，占全球所有癌症相关死亡的6.9%，位列全球癌症死亡原因的第五位。全球女性癌症发病患者中，4例中就有1例为乳腺癌，全球女性癌症死亡患者中，6例中就有1例因乳腺癌而死亡。

乳腺癌发病全球地理分布差异显著。在工业化程度高的发达国家处于高发状态，主要与遗传因素、生活方式和环境暴露因素的差异有关。

全球乳腺癌死亡率的分布与发病截然不同。发病率较低的地区如非洲地区死亡率反而较高，主要的原因是癌症死亡率除了受发病率影响以外，还受到临床诊断、治疗和康复等水平的影响。

第二节　中国女性乳腺癌发病和死亡

乳腺癌是中国女性最常见的恶性肿瘤之一。从全世界发病水平看，中国女性乳腺癌的发病和死亡水平较低。根据IARC的估计，2020年中国女性乳腺癌标化发病率和标化死亡率分别为39.1/10万、10/10万，均低于世界平均水平。但由于中国人口基数大，中国仍是乳腺癌大国，发病和死亡绝对数量均位列全球首位。

根据中国肿瘤登记中心的数据显示，2015年全国新发女性乳腺癌病例约30.4万，发病率为45.29/10万，世界标化率为29.56/10万，位居女性癌症发病首位。2015年全国女性乳腺癌死亡病例约7.0万，粗死亡率为10.5/10万，世界标化率为6.48/10万，位居女性死亡第6位。城市地区发病和死亡均高于农村地区。

第三节　中国女性乳腺癌疾病特征

1　年龄分布

中国女性乳腺癌发病年龄随着年龄的增长而增

长，发病年龄早，在30岁后发病随年龄快速上升，55岁达到高峰，并持续维持在较高水平。

2 组织学类型分布

乳腺癌起源于乳腺各级导管和腺泡上皮，95%以上是恶性上皮性肿瘤。按照世界卫生组织的国际疾病分类标准肿瘤学分册（ICD-O-3）分类，中国上海的肿瘤登记资料显示，中国女性乳腺癌中，浸润性导管癌占70%。

3 乳腺癌的期别分布

中国多中心临床资料显示，中国部分城市和农村地区乳腺癌患者诊断时Ⅰ期的比例仅为15.7%。上海人群肿瘤登记资料和上海乳腺癌队列研究以人群为基础，一定程度上反映了中国医疗资源较好的大型城市的情况，Ⅰ期乳腺癌占25%~35%，HER2阳性乳腺癌占20%~30%。

4 乳腺癌的分子分型

中国几项大样本女性乳腺癌分子亚型研究结果显示，中国女性乳腺癌病例中，Luminal A型占40%~70%，Luminal B型占10%~20%，三阴型乳腺癌占

15%~20%，HER2阳性乳腺癌占20%~30%。

第四节　乳腺癌高危因素

乳腺癌的病因和发病机制十分复杂，是遗传因素、生活方式和环境暴露等多种因素及其相互作用的结果。乳腺癌易感基因的遗传突变增加了乳腺癌的风险；生殖因素，包括初潮年龄晚、绝经年龄早、胎次、初产年龄早和母乳喂养，都能降低乳腺癌的总体发病风险；而乳腺癌家族史、乳腺增殖性良性疾病史、乳腺致密度、辐射暴露、饮酒、体力活动少、绝经前瘦、绝经后肥胖、最近使用绝经后激素治疗（特别是雌激素加黄体酮）、近期口服避孕药的使用都与总体乳腺癌发病风险的增加有关。

— 第二章 ——————————

乳腺癌筛查

第一节　乳腺癌筛查的定义、目的及分类

（1）肿瘤筛查，又称普查，是针对无症状人群的一种防癌措施，而针对有症状人群的医学检查称为诊断。

（2）乳腺癌筛查是通过有效、简便、经济的乳腺检查措施，对无症状女性开展筛查，以期早发现、早诊断及早治疗。其最终目的是降低人群乳腺癌的死亡率。

（3）筛查分为机会性筛查（opportunistic screening）和群体筛查（mass screening）。机会性筛查是指医疗保健机构为因各种情况前来就诊的适龄女性进行的乳腺筛查，或女性个体主动或自愿到提供乳腺筛查服务的医疗保健机构进行检查；群体筛查是指社区或单位实体借助医疗保健机构的设备、技术和人员有组织地为适龄女性提供乳腺筛查服务。

第二节　女性参加乳腺癌筛查的起始和终止年龄

（1）大部分指南建议将40岁作为乳腺癌筛查的起始年龄。国外系统评价纳入了8项对比50岁以下女性使用与不使用乳腺X线摄影筛查的随机对照试验，共纳入347 851名女性，结果提示，乳腺X线摄影筛查组因乳腺癌死亡的相对危险度为0.88（95% CI：0.76~1.02，中等质量证据）。中国女性乳腺癌的发病高峰年龄为45~54岁，比欧美国家要提前10年左右，因此本指南建议一般风险人群乳腺癌筛查的起始年龄为40岁（一般推荐），推荐45~49岁女性应当使用乳腺X线摄影进行乳腺癌筛查（强推荐）。但对于乳腺癌高危人群可将筛查起始年龄提前到40岁以前。

（2）对于乳腺癌影像学筛查的终止年龄，大部分国外群体筛查都推荐将65~70岁作为筛查的上限（低质量证据）。指南专家组建议70~74岁女性使用或不使用乳腺X线摄影进行乳腺癌筛查均可（中等质量证据，一般推荐）。但是，老年人乳腺癌的发病率仍然较高，因此本指南认为老年人是否停止筛查需要考虑个人的身体健康状况、预期寿命以及各种合并症情况。如果合并症多，预期寿命有限，则可适当减免乳腺癌筛查（一般推荐）。因此对于70岁以上老年人可以考虑机会性筛查。

第三节　用于乳腺癌筛查的措施

1　乳腺X线摄影检查

（1）乳腺X线摄影检查对降低40岁以上女性乳腺癌死亡率的作用已经得到了国内外大多数学者的认可（中等质量证据）。系统评价纳入了6项对比使用与不使用乳腺X线摄影筛查的随机对照试验，共纳入249 930名女性，使用短期病例累计方法进行统计，平均筛查时长为6.3年。Meta分析结果显示，与不使用乳腺X线摄影筛查相比，乳腺X线摄影筛查组因乳腺癌死亡的相对危险为0.77（95% CI：0.66~0.90，高质量证据）。此外，meta分析结果表明，与不使用乳腺X线摄影筛查相比，乳腺X线摄影筛查可降低 II A乳腺癌风险（极低质量证据），降低 III 期及以上乳腺癌或者≥40 mm的肿瘤风险（低质量证据），但是并未降低全因死亡或其他原因死亡风险（低证据质量）。

（2）建议每侧乳房常规应拍摄2个体位，即CC（craniocaudal，头尾）位和MLO（mediolateral oblique，内外斜）位。

（3）乳腺X线摄影图像应经过2位以上专业放射科医师独立阅片。

（4）乳腺X线摄影筛查对50岁以上亚洲女性诊断准确度高，但乳腺X线摄影对40岁以下及致密乳腺诊断准确度欠佳。不建议对40岁以下、无明确乳腺癌高危因素或临床体检未发现异常的女性进行乳腺X线摄影检查（低质量证据，强推荐）。

（5）常规乳腺X线摄影检查的射线剂量低，不会危害女性健康，但正常女性无需短期内反复进行乳腺X线摄影检查。与每年1次相比，建议40~49岁女性行乳腺筛查时可每2年接受1次乳腺X线摄影筛查（极低质量证据，一般推荐）；与每3年1次相比，建议40~49岁女性行乳腺筛查时可每年接受1次乳腺X线摄影筛查（极低质量证据，一般推荐）；与每3年1次相比，建议40~49岁女性行乳腺筛查时可每2年接受1次乳腺X线摄影筛查（极低质量证据，一般推荐）。50~69岁女性行乳腺筛查时，每2年接受1次乳腺X线摄影筛查与每3年1次相比具备一定优势，每年1次与每3年1次相比具备一定优势（低质量证据，强推荐）。

2 乳腺超声检查

目前已经有较多的证据提示，在乳腺X线摄影基础上联合乳腺超声检查较单独应用乳腺X线摄影检查有更高的筛查灵敏度，尤其是针对经乳腺X线摄影筛查提示为致密型乳腺（c型或d型）的女性，因此乳腺超声检查可推荐作为乳腺 X 线摄影筛查的有效补充（中证据级别，一般推荐）。

一项纳入 26 项研究的系统评价和 meta 分析证实超声作为乳腺癌筛查手段的灵敏度为 80.1%（95% CI：0.722~0.863），特异度为 88.4%（95% CI：0.798~0.936），如果只纳入中低收入国家的数据，灵敏度和特异度分别为 89.2% 和 99.1%。研究支持在低收入国家或者资源相对匮乏的地区、乳腺 X 线摄影结果不可靠的人群例如乳腺组织致密的女性中使用超声作为乳腺癌筛查手段（中证据级别）。但在人群筛查中，增加超声检查显然会增加筛查的成本，其成本效益也相应减弱。此外，乳腺超声检查单独作为筛查措施的有效性尚未得到充分的证据证实。

3 乳腺临床体检

目前尚无证据显示乳腺临床体检单独作为乳腺癌筛查的方法可以提高乳腺癌早期诊断准确度并降低死亡率。但在经济欠发达、设备条件有限及女性对疾病认知度较低的地区仍可以作为一种选择（极低证据级别，一般推荐）。

4 乳腺自我检查

（1）乳腺自我检查不能提高乳腺癌早期检出率和

降低死亡率（极低证据级别）。

（2）由于可以提高女性的防癌意识，故仍鼓励基层医务工作者向女性传授每月1次乳腺自我检查的方法，建议绝经前女性选择月经来潮后7~14 d进行（极低证据级别，一般推荐）。

5　乳腺MRI（magnetic resonance imaging，磁共振成像）检查

（1）MRI检查可作为经乳腺X线摄影检查、乳腺临床体检或乳腺超声检查发现的疑似病例的补充检查措施。

（2）可与乳腺X线摄影联合用于BRCA1/2基因突变携带者的乳腺癌筛查（极低证据级别，一般推荐）。

6　其他检查

目前的证据不支持近红外线扫描、核素扫描、导管灌洗及血氧检测等检查作为有效的乳腺癌筛查方法（极低证据级别，一般推荐）。

第四节　一般风险女性乳腺癌筛查指南

乳腺癌一般风险女性即除了乳腺癌高危人群（定义见第五节1）以外的所有女性。

1　20~39岁女性

不推荐对该年龄段人群进行乳腺癌筛查（低证据级别，强推荐）。

2　40~70岁女性

（1）适合机会性筛查和人群普查。

（2）每1~2年进行1次乳腺X线摄影检查，对致密型乳腺（乳腺X线摄影检查提示腺体为c型或d型）推荐与B超检查联合（中证据级别，强推荐）。

3　70岁以上女性

（1）适合机会性筛查。

（2）每1~2年进行1次乳腺X线摄影检查（极低证据级别，一般推荐）。

第五节　乳腺癌高危人群筛查意见

建议对乳腺癌高危人群提前进行筛查（小于40岁），筛查频度推荐每年1次，筛查手段除了乳腺X线摄影检查之外，还可以采用B超、MRI等影像学手段（中证据级别，一般推荐）。一项在中国开展的随机对照研究比较了在高危人群中应用超声、乳腺X线摄影，以及超声联合乳腺X线摄影作为30～65岁中国女性乳腺癌高危人群的初筛手段，研究结果显示，超声作为初筛手段比乳腺X线摄影具有更高的灵敏度和相似的特异度（中证据级别）。

1 罹患乳腺癌高危人群的定义

存在下列情况之一者被认为是罹患乳腺癌的高危人群。

（1）有明显的乳腺癌遗传倾向者，主要判断内容包含如下：

- a. 一级亲属有乳腺癌或卵巢癌史；
- b. 二级亲属50岁前，患乳腺癌2人及以上；
- c. 二级亲属50岁前，患卵巢癌2人及以上；
- d. 至少1位一级亲属携带已知BRCA1/2基因致病性遗传突变；或自身携带BRCA1/2基因致病性遗传突变（需要行BRCA遗传检测的对象见附录Ⅰ）。

（2）既往有乳腺导管或小叶不典型增生、LCIS（lobular carcinoma in situ，小叶原位癌）的患者。

（3）既往30岁前接受过胸部放疗。

（4）根据评估对象的年龄、种族、初潮年龄、初产年龄、个人乳腺疾病史、乳腺癌家族史和乳腺活检次数等多个风险因子，利用Gail模型进行罹患乳腺癌风险评估。如果受试者5年内发病风险≥1.67%，则被认为是高风险个体。

注：一级亲属指母亲、女儿和姐妹；二级亲属指姑、姨、祖母和外祖母。

2 乳腺癌高危人群的筛查推荐策略与管理（低证据级别，一般推荐）

（1）推荐比起始年龄更早（<40岁）开展乳腺筛查。

（2）每年1次进行乳腺X线摄影检查。

（3）每6~12个月进行1次乳腺超声检查。

（4）每6~12个月进行1次乳腺体检。

（5）必要时联合乳腺增强MRI检查。

第三章

乳腺癌诊断

第一节　常规乳腺 X 线摄影检查和报告规范

1　乳腺 X 线摄影检查技术规范

1.1　投照前准备工作

医技人员应耐心地向被检查者说明情况，令其放松，从而使受检者理解并予以配合。

1.2　常规投照体位

正确摆位是获得高质量乳腺 X 线摄影图像的基础。乳腺 X 线摄影的常规投照体位为双侧 MLO 位及 CC 位。

1.3　补充投照体位和投照技术

对于 MLO 位及 CC 位显示不良或未包全的乳腺实质，可以根据病灶位置的不同选择以下体位予以补充。

2　诊断报告规范

参照美国放射学会的 BI-RADS（Breast Imaging

Reporting and Data System，乳腺影像报告和数据系统）分类标准，描述乳腺内肿块、钙化等异常表现的X线征象。

2.1 肿块

在两个相互垂直（或近似垂直）的投照位置上均能见到的有一定轮廓的占位性病变，仅在1个投照位置上见到，在其被确定具有三维占位特征之前，应描述为"不对称"。肿块的描述包括边缘、形态和密度3个方面，其中肿块的边缘征象对判断肿块的性质最为重要。

2.1.1 肿块边缘描述

①清楚；②遮蔽；③小分叶；④模糊；⑤星芒状。

2.1.2 肿块形态描述

包括圆形、卵圆形和不规则形。

2.1.3 肿块密度描述

以肿块与其周围相同体积的乳腺组织相比分为高、中、低（不含脂肪）和含脂肪密度4种。

2.2 钙化

对钙化病变的描述应从类型和分布2个方面进行。

2.2.1 钙化类型

可分为典型的良性钙化和可疑钙化。

（1）良性钙化有以下表现：

① 皮肤钙化；② 血管钙化；③ 粗糙或爆米花样钙化；④ 粗棒状钙化；⑤ 圆形和点状钙化；⑥ 环形钙化；⑦ 钙乳样钙化；⑧ 缝线钙化；⑨ 营养不良性钙化。

（2）可疑钙化有以下表现：

① 不定形钙化；② 粗糙不均质钙化，单处集群分布有恶性的可能，其恶性的PPV（positive predictive value，阳性预测值）约为15%，BI-RADS 4B类。③ 细小多形性钙化，BI-RADS 4B类。④ 细线样或细线样分支状钙化，BI-RADS 4C类。

2.2.2　钙化分布

① 散在分布；② 区域状分布；③ 集群分布；④ 线样分布；⑤ 段样分布。

2.3　结构扭曲

2.4　对称性征象

2.5　乳腺内淋巴结

2.6　皮肤病变

2.7　单侧导管扩张

2.8　合并征象

合并征象包括皮肤凹陷、乳头凹陷回缩、皮肤增厚、小梁结构增粗、腋窝淋巴结肿大、结构扭曲和钙化等。

证据级别：高质量；推荐级别：推荐。

3 病灶的定位

一个明确的病灶必须是三维立体地存在于乳腺内，这需要病灶在2个投照位上均被看到而得以证实，尤其在2个相互垂直的投照位均显示时则更确定。需要明确4点：① 哪一侧乳腺；② 部位；③ 深度；④ 距离乳头的距离。

证据级别：高质量；推荐级别：推荐。

4 乳腺X线摄影报告的组成

报告应包括病史、检查目的、投照体位、乳腺分型、任何重要的影像学发现及与既往检查片的对比结果，最后是评估类别和建议。报告措辞应当简洁，并使用术语词典中的标准词汇。

4.1 检查目的

对本次检查作一个简单地说明，如对无症状女性的筛查、筛查后的回召检查、评估临床发现或随访等。

4.2 乳腺分型

可分为4型：① a型：脂肪型；② b型：乳腺组织内有散在的纤维腺体；③ c型：乳腺组织呈密度不均匀增高；④ d型：致密型。

4.3　清晰地描述任何重要的发现

① 肿块；② 钙化；③结构扭曲；④ 不对称征象；⑤ 乳内淋巴结；⑥ 皮肤病变；⑦ 单个扩张的导管。

4.4　与前片比较

4.5　评估分类

常用的是BI-RADS分类法。

4.5.1　评估是不完全的

BI-RADS 0：需要召回（recall），并补充其他影像学检查。

4.5.2　评估是完全的——最后分类

（1）BI-RADS 1 类：阴性，恶性的可能性为0。

（2）BI-RADS 2 类：恶性的可能性为0。

（3）BI-RADS 3 类：这一类病变的恶性可能性为0~2%。

（4）BI-RADS 4 类：其恶性的可能性为3%~95%。可再细分为：① 4A 类，其恶性的可能性为3%~10%，包括一组介入手段干预但恶性可能性较小的病变；② 4B 类，其恶性的可能性为11%~50%；③ 4C 类，更进一步怀疑为恶性，但还未达到5类那样典型的一组病变，其恶性的可能性为51%~95%。

（5）BI-RADS 5 类：高度怀疑恶性（几乎肯定的恶性），临床应采取适当措施。这一类病变的恶性可能性≥95%。

（6）BI-RADS 6：已活检证实为恶性，应采取积极的治疗措施。

注：本规范的制定，以美国放射学会的第5版BI-RADS作为参考。

证据级别：高质量；推荐级别：推荐。

第二节　乳腺超声检查和报告规范

1　超声检查的仪器

常规的检查采用彩色多普勒超声仪的实时线阵高频探头，探头频率为7.5~10.0 MHz，有条件时可用到10.0~15.0 MHz或更高频率的探头。

证据级别：高质量；推荐级别：强推荐。

2　超声检查的方法

注意检查范围的全面性，避免漏检，同时应检查腋下淋巴结情况。必要时可检查锁骨上下及颈部淋巴结。

证据级别：高质量；推荐级别：强推荐。

3　超声检查的程序

3.1　基本要求

检查时应先对乳腺及周围组织进行全面的常规二

维超声检查，然后对发现病灶的区域进行重点的二维超声检查，检查内容包括病灶的位置、大小或范围的测定，边界、边缘、形状、内部及后方回声、钙化和周围组织（包括皮肤、胸肌及韧带等结构）的变化等。在二维超声声像图的基础上应辅助彩色及能量多普勒超声检查，观察彩色血流的走向及分布并在多普勒频谱上测量各种血流参数。在具备条件的情况下，可采用三维超声成像、超声弹性成像和超声造影等技术帮助完善诊断。

证据级别：高质量；推荐级别：强推荐。

3.2 图像的存储

图像的存储内容应该包括患者的姓名、年龄、性别和诊疗记录号码（门诊号或住院号、超声登记号），以及设备名称和检查条件标识。

3.3 报告书写

以上各项检查结果及所测参数均应在超声报告中详细描述，最后综合各种检查结果得出超声诊断结果。

证据级别：高质量；推荐级别：强推荐。

4 超声诊断报告的规范

为了使超声报告兼具个体化和标准化，应先对超声报告中的描述性语言进行统一定义。

4.1 乳腺超声的回声模式

按照回声的强弱分别定义为弱回声、低回声、中等回声、高回声及强回声。

4.2 正常的乳腺组织超声声像图表现

正常乳腺的声像图由浅入深依次：① 皮肤；② 浅筋膜和皮下脂肪；③ 乳腺腺体；④ 深筋膜；⑤ 胸肌及肋骨。

4.3 异常的乳腺组织超声声像图表现

乳腺的异常应从不同的切面上全面观察以排除正常的组织及结构，如脂肪组织和肋骨等，局灶性的病变超声声像图表现需按照以下征象描述。

4.3.1 肿块

形状、纵横比、边界、边缘、回声模式、病灶后方回声。

4.3.2 周围组织

（1）皮肤及皮下脂肪组织层水肿增厚。

（2）皮肤凹陷、高低不平。

（3）病灶周围组织水肿。

（4）结构扭曲、浅筋膜层、腺体层、深筋膜层及胸肌层的改变。

（5）Cooper 韧带改变。

（6）导管改变。

4.3.3 钙化

4.3.4 血管评估

证据级别：高质量；推荐级别：强推荐。

4.4 彩色多普勒超声检查

彩色多普勒超声用于腺体组织及病灶内血管的检查。诊断意义除 RI（resistance index，阻力指数）外，其他的参数多存在争议，一般恶性病变的 RI>0.70。

4.5 其他相关技术

4.5.1 三维超声成像

乳腺病灶的三维超声最主要的作用不是对病灶的三维重建，而是对病灶冠状面的观察，此切面二维超声无法观测到。

证据级别：中等质量；推荐级别：一般推荐。

4.5.2 超声弹性成像

超声弹性成像是针对不同组织的弹性差别进行的检查，一般认为恶性肿瘤中的组织大部分硬度较高。由于目前各厂家仪器的不同设定，超声弹性成像未能形成统一的诊断标准。

证据级别：中等质量；推荐级别：一般推荐。

4.5.3 超声造影

超声造影在乳腺疾病诊断中的应用受到探头频率、造影剂及病灶血管生长等因素的影响，目前没有很成熟的标准。

证据级别：中等质量；推荐级别：一般推荐。

5 乳腺超声评估分类

本指南分类标准参照2013年美国放射学会的第五版BI-RADS分类标准，并结合我国的实际情况制定了以下分类标准。

5.1 评估是不完全的

BI-RADS 0类：需要其他影像学检查（如乳腺X线摄影检查或MRI等）进一步评估。

5.2 评估是完全的——分类

（1）BI-RADS 1类：阴性。

（2）BI-RADS 2类：良性病灶。

（3）BI-RADS 3类：可能良性病灶。建议短期内（3~6个月）复查并增加其他检查。

（4）BI-RADS 4类：可疑的恶性病灶。此类病灶的恶性可能性为3%~95%。目前可将其划分为4A、4B及4C类。4A类恶性符合率为3%~10%；4B类恶性符合率为11%~50%；4C类恶性符合率为51%~94%。

（5）BI-RADS 5类：高度可能恶性，其恶性可能性≥95%，应开始进行积极的治疗，经皮穿刺活检（通常是影像学引导下的空芯针穿刺活检）或手术治疗。

（6）BI-RADS 6类：已经活检证实为恶性。

证据级别：高质量；推荐级别：强推荐。

6 乳腺超声报告的组成

报告用词应当具体而简洁，使用不加修饰的术语。报告包括下列内容。

6.1 患者信息的记录

6.2 双侧乳腺组织总体声像图描述

6.3 有意义的异常及病灶的声像图描述

6.3.1 记录病灶

一般信息记录病灶所在侧、位置（需要一致的和可以重复的系统定位，诸如钟表定位、距乳头的皮肤距离）和大小（至少两个径线，大者最好3个径线）。

6.3.2 病灶声像图的描述

应按照BI-RADS分类标准内容逐一进行描述，包括病灶的外形、边界、边缘、内部及后方回声、周围组织、病灶及周围的钙化、血流。

6.3.3 结论

结论部分包括乳腺正常或异常、发现病灶的物理性质、对应的诊断分类及相应的处理建议（在分类中默认），如果可能的话应尽量作适当的临床诊断。

6.3.4 病灶图像存储

证据级别：高质量；推荐级别：强推荐。

第三节 常规乳腺 MRI 检查和报告规范

1 乳腺 MRI 检查适应证

1.1 乳腺癌的诊断

当乳腺 X 线摄影或超声检查发现病变但不能确定其性质时，可以考虑采用 MRI 进一步检查。

证据级别：高质量；推荐级别：强推荐。

1.2 乳腺癌分期

发现多灶和多中心肿瘤，评价肿瘤对皮肤、胸肌筋膜、胸大肌及胸壁的浸润情况。

证据级别：中等质量；推荐级别：一般推荐。

1.3 新辅助治疗效果评估

在新辅助治疗前、治疗中和治疗结束手术前行 MRI 检查有助于对病变治疗反应性进行评估，对治疗后残余病变范围的判断也较常规影像学检查技术更精准。

证据级别：高质量；推荐级别：强推荐。

1.4 腋窝淋巴结转移，原发灶不明者

乳腺 MRI 有助于发现乳房内隐匿的癌灶，确定位置和范围，以便进一步治疗。

证据级别：高质量；推荐级别：强推荐。

1.5 保乳术患者的应用

保乳手术前 MRI 的应用可以更为精准地确定病灶范围；保乳术后随访，则较常规影像学技术更有利于鉴别肿瘤复发和术后瘢痕。

证据级别：高质量；推荐级别：强推荐。

1.6 乳房成形术后随访

对于乳房假体植入术后者，MRI 有助于植入假体完整性的评价和判断是否发生乳腺癌，帮助确认植入假体完整性和位置，对于同侧乳腺癌局部复发也有诊断作用。

证据级别：中等质量；推荐级别：一般推荐。

1.7 高危人群筛查

高危人群乳腺癌筛查年龄较非高危人群更为提前。

证据级别：中等质量；推荐级别：一般推荐。

1.8 MRI 引导下的穿刺活检

MRI 引导下的穿刺活检适用于仅 MRI 发现的病灶，并对此靶病灶行超声和乳腺 X 线摄影检查确认仍不能发现异常者。

证据级别：中等质量；推荐级别：一般推荐。

2 乳腺 MRI 检查的禁忌证

（1）妊娠期女性。

（2）体内装有起搏器、外科金属夹子等铁磁性物质及其他不得接近强磁场者。

（3）幽闭恐惧症者。

（4）有对任何MRI造影剂如钆螯合物过敏史的患者。

（5）一般情况很差，无法配合俯卧，不能耐受MRI检查者。

3　乳腺MRI检查技术规范

3.1　检查前准备

3.1.1　临床病史

3.1.2　检查前准备

最佳检查时间：由于正常乳腺组织强化在月经周期的分泌期最为显著，因而对于绝经前女性推荐MRI检查尽量安排在月经周期第2周（第7~14天）进行。

证据级别：中等质量；推荐级别：一般推荐。

3.2　MRI检查

3.2.1　设备要求

采用高场1.5 T及以上的扫描机进行乳腺MRI检查，以获得较好的信噪比和脂肪抑制效果。必须采用专用的乳腺线圈，推荐采用开放式线圈，以便必要时可以在侧方进行MRI引导的介入操作。

3.2.2 扫描体位

扫描对象采取俯卧位，双侧乳房自然悬垂于乳腺线圈中央。

3.2.3 成像序列

一般包括横断位、矢状位和冠状位定位扫描，T1WI（T1-weighed imaging，T1加权成像）不抑脂序列、T2WI（T2-weighed imaging，T2加权成像）抑脂序列、T1WI增强扫描序列、弥散加权成像序列扫描，建议b值设定为800 s/mm^2。

3.2.4 后处理

记录动态增强曲线、MIP（maximum intensity projection，最大密度投影）、ADC（apparent diffusion coeffecient，表观弥散系数）值。

4 诊断报告规范

需描述病灶形态特征和动态增强曲线特征，形态特征需要综合分析增强前T1WI、T2WI上的信号特点及增强后的表现。病灶形态描述根据增强后形态进行，分为点状强化、肿块和非肿块强化三大类。

4.1 点状强化

点状强化指小于5 mm的强化，可以是良性改变，小于3%的情况可能是恶性病变。

4.2 肿块

具有三维空间的占位性病变，伴或不伴周围正常组织移位或浸润。从形态、边缘和内部强化情况3个方面来描述。

4.3 非肿块强化

对其分类主要依据其形态特征、内部强化特征、病灶是否双侧对称3个方面进行分析。

4.4 其他征象和伴随征象

其他征象有乳内淋巴结、皮肤上的病变、含脂肪的病变；伴随征象有乳头内陷及侵犯，皮肤增厚、内陷和侵犯，胸肌侵犯，淋巴结异常等。

4.5 病灶定位

（1）先定位哪一侧。

（2）乳房确定后，则继续将病灶定位在以下7个区域：外上、外下、内上、内下象限、乳晕后区、中央区和尾叶区。

（3）病变的深度。

5 乳腺MRI报告的组成

应包括病史简述、与既往检查对比结果、扫描技术、乳房的纤维腺体构成、实质背景强化及任何相关的影像学发现，最后是评估分类和处理建议。报告措辞应当简洁，使用BI-RADS术语词典中的标准词汇。

BI-RADS分类也分为0~6共7个类别。

5.1 评估不完全

BI-RADS 0：需要进一步影像评估。

5.2 评估完全

（1）BI-RADS 1类：阴性。

（2）BI-RADS 2类：良性病变。

（3）BI-RADS 3类：可能是良性病变，建议短期随访，恶性的可能性非常低，小于2%。

（4）BI-RADS 4类：可疑恶性，要考虑活检。此类病灶的恶性概率为3%~95%。可将病灶细分为4A类（恶性概率为3%~10%），4B类（恶性概率为11%~50%），4C类（恶性概率为51%~95%）。

（5）BI-RADS 5类：高度怀疑恶性，应进行临床干预（恶性概率≥95%）。

（6）BI-RADS 6类：已经活检证实为恶性，但是还需行扩大手术的病例，MRI检查的目的是评估是否有残存病灶。

证据级别：高质量；推荐级别：强推荐。

第四节 影像引导下的乳腺组织学活检指南

具体包括影像引导下空芯针穿刺活检、真空辅助活检和钢丝定位手术活检等。

1 适应证

1.1 乳腺超声影像引导下乳腺病灶活检

（1）乳腺超声发现未扪及的可疑乳腺占位性病变，BI-RADS≥4类或部分3类病灶，若有必要时也可考虑活检。

证据级别：高质量；推荐级别：强推荐。

（2）可扪及乳腺肿块，且超声提示相应部位有乳腺内占位性病变，需要行微创活检或微创切除以明确诊断。

证据级别：中等质量；推荐级别：一般推荐。

1.2 乳腺X线影像引导下乳腺活检

（1）乳腺未扪及肿块，而乳腺X线检查发现可疑微小钙化病灶，BI-RADS≥4类。

（2）乳腺未扪及肿块，而乳腺X线发现其他类型的BI-RADS≥4类的病灶（如肿块、结构扭曲等），并且超声下无法准确定位。

（3）部分3类病灶，如有可疑病灶，也可考虑活检。

（4）乳房体检扪及肿块，而乳腺X线提示相应位置有占位性病变，需要行微创活检或微创切除以明确诊断。

证据级别：高质量；推荐级别：强推荐。

1.3 其他

对有条件的单位积极提倡在手术前进行影像引导下的微创活检（空芯针穿刺活检或真空辅助活检），如不具备条件可考虑直接行影像引导下钢丝定位手术活检。

证据级别：中等质量；推荐级别：一般推荐。

2 对影像引导乳腺活检设备的要求

2.1 乳腺X线影像引导

乳腺X线立体定位床或配备定位活检装置的乳腺X线机。

2.2 乳腺超声影像引导

高频乳腺超声探头：频率7~15 Hz。

2.3 乳腺磁共振引导

对于MRI发现的病灶，而X线、超声检查未发现，首先建议超声复查。如果超声检查在相应部位发现病灶，建议在超声引导下进行活检，如超声检查未能发现，则在具备条件的单位，可行MRI引导下活检。

2.4 用于手术活检的定位导丝

单钩或双钩钢质导丝（推荐规格20~22 G）。

2.5 微创活检设备

空芯针弹射式活检枪（推荐规格14 G），真空辅助乳腺定向活检系统（推荐规格8~11 G）。

证据级别：中等质量；推荐级别：一般推荐。

3 影像引导下钢丝定位手术活检

3.1 禁忌证

禁忌证为有重度全身性疾病及严重出血性疾病者。

3.2 术前准备

（1）签署知情同意书。

（2）核对和确认影像资料，建议临床医师用记号笔在乳腺X线片或乳房上勾画出病灶大致的部位，在保乳手术和保留皮肤全乳切除患者中，可标记手术切口。

（3）检查影像定位设备，确保精度和准度。

（4）术前血常规和凝血功能化验指标。

3.3 术中注意事项

（1）手术操作在影像引导下放置定位钢丝至病灶中央部位。

（2）摄片或录像记录影像定位下病灶和穿刺针的位置，留档。

（3）组织活检穿刺针道和定位钢丝插入点尽量位于外科医师标记的手术切口内。

（4）术中根据病灶范围和病灶的可疑程度决定切除范围。

（5）微小钙化灶的活检标本应当立即摄片，待手术者确认取到病灶后，将标本影像片和标本一起送病理学检查。

证据级别：中等质量；推荐级别：一般推荐。

4 影像引导下的乳腺微创活检

4.1 禁忌证

禁忌证为有重度全身性疾病及严重出血性疾病者。

4.2 术前准备

（1）签署知情同意书。

（2）核对和确认影像资料，乳腺 X 线和乳腺超声再次定位，并做相应标记。

（3）检查影像引导设备和微创活检设备，确保精度和准度。

（4）术前血液检验指标：血常规和凝血功能。

4.3 术中注意事项

（1）选择切口，采用就近原则，同时还需考量活检后的美观性。

（2）摄片或录像记录影像定位下病灶和穿刺针的位置，留档。

（3）取材足量，保证病理学诊断。有条件的中心，应该在活检部位放置金属标记。

（4）活检结束后压迫手术部位 5~15 min。

4.4 术后乳房和标本的处理

（1）术后应加压包扎至少 24 h。若出现瘀血斑或血肿可延长包扎 1~2 d，一般 2~4 周后瘀血斑或血肿可消退。

（2）微小钙化灶的活检标本应当立即行乳腺 X 线摄片以确认是否取到病灶。

（3）将含有钙化的标本条与不含钙化的标本条分装于不同的容器内，用 4% 甲醛溶液固定，送检。

证据级别：中等质量；推荐级别：一般推荐。

治疗-早期乳腺癌篇

第一节 浸润性乳腺癌保乳治疗临床指南

1 保乳治疗的适应证

主要针对具有保乳意愿且无保乳禁忌证的患者。

1.1 临床 Ⅰ、Ⅱ 期的早期乳腺癌

肿瘤大小属于 T_1 和 T_2 期，且乳房有适当体积，肿瘤与乳房体积比例适当，术后能够保持良好的乳房外形的早期乳腺癌患者。对于多灶性乳腺癌（同一个象限的多个病灶），也可尝试进行保乳手术。

证据级别：高质量；推荐级别：强推荐。

1.2 临床 Ⅲ 期患者（炎性乳腺癌除外）

经术前治疗降期后达到保乳手术标准时也可以慎重考虑。

证据级别：高质量；推荐级别：强推荐。

1.3 保乳治疗的绝对禁忌证

（1）妊娠期间放疗。保乳手术可以在妊娠期完

成，而放疗可以在分娩后进行。

（2）病变广泛且难以达到切缘阴性或理想保乳外形。

（3）弥漫分布的恶性特征钙化灶。

（4）肿瘤经局部广泛切除后切缘阳性，再次切除后仍不能保证病理切缘阴性者。

（5）患者拒绝行保留乳房手术。

（6）炎性乳腺癌。

1.4　含以下因素时应谨慎考虑行保乳手术

（1）活动性结缔组织病，尤其硬皮病和系统性红斑狼疮或胶原血管疾病患者，对放疗耐受性差。

（2）同侧乳房既往接受过乳腺或胸壁放疗者，需获知放疗剂量及放疗野范围。

（3）肿瘤直径>5 cm等肿瘤与乳房体积比值较大者，易出现满意外形与充分切缘之间的矛盾。

（4）多中心病灶（多中心病灶指在2个及以上象限存在1个及以上病灶，或病理学类型和分子分型完全不一样的2个乳腺病灶）。

（5）侵犯乳头（如乳头Paget病）。

（6）切缘接近，墨染切缘与肿瘤的距离<2 mm时（浸润性癌，除外表面、基底等不可能再次补充切除者）。对"切缘接近"的具体标准目前仍然缺乏共识，多数专家倾向于认可切缘距离肿瘤2 mm可能影响保乳

患者的局控。

（7）已知乳腺癌遗传易感性强（如BRCA1/2基因突变），保乳后同侧乳房复发风险增加的患者。

2 术后病理学检查

（1）病灶切缘的大体检查和镜下切缘距离测量，推荐同时报告最近切缘的方向、距离和肿瘤类型。

（2）其他同常规病理学检查。

（3）术后病理报告提示切缘上存在多形性小叶原位癌、导管原位癌时，建议行进一步广泛切除手术，以保证切缘阴性。暂不建议通过局部放疗予以替代。

3 乳腺癌保乳术后的放疗适应证

原则上接受保留乳房手术的患者均需要接受放疗。

证据级别：高质量；推荐级别：强推荐。

但是，对于同时满足以下特定条件的患者，权衡放疗的绝对和相对获益，充分考虑患者的方便程度、全身伴随疾病及患者意愿，可以考虑豁免放疗。

（1）如患者年龄≥70岁。

（2）病理分期 $T_1N_0M_0$。

（3）激素受体阳性，HER2阴性。

（4）切缘阴性且可以接受规范的内分泌治疗的

患者。

证据级别：中等质量；推荐级别：一般推荐。

第二节　乳腺癌前哨淋巴结活检临床指南

1　SLNB（sentinel lymph node biopsy，前哨淋巴结活检）指征

SLNB是早期浸润性乳腺癌的标准腋窝分期手段，具体适应证见表4-1。目前认为，可手术乳腺癌患者SLNB的禁忌证仅包括炎性乳腺癌、腋窝淋巴结穿刺证实为转移且未接受新辅助治疗及腋窝淋巴结阳性新辅助治疗后仍为阳性的患者，cN_{2-3}新辅助治疗后腋窝淋巴结临床阴性患者SLNB的准确性和安全性仍待验证。腋窝淋巴结阳性和阴性患者均可进行内乳前哨淋巴结活检。

表4-1　SLNB指征

适应证	有争议的适应证	禁忌证
早期浸润性乳腺癌		炎性乳腺癌
临床腋窝淋巴结阴性[a]	导管内癌接受保乳手术[e]	临床查体腋窝淋巴结阳性并经穿刺证实
	cT_1N_0 年龄 >70 岁、Luminal A、有伴发疾病[f]	腋窝淋巴结阳性新辅助治疗后仍为阳性

适应证	有争议的适应证	禁忌证
单灶或多中心性病变		cN$_{2-3}$新辅助治疗后腋窝淋巴结临床阴性
性别不限		
年龄不限	保乳术后同侧复发/再发患者[g]	
导管内癌接受乳房切除术[b]		
临床腋窝淋巴结阴性新辅助治疗后腋窝阴性		
穿刺证实的cN$_1$新辅助治疗后腋窝淋巴结临床阴性[c]		
妊娠患者[d]		

a：临床查体和影像学检查可疑的腋窝淋巴结可以通过超声引导下的细针穿刺或空芯针活检进行评估，细胞学或病理组织学阴性患者仍可进入SLNB流程；

b：切除活检不存在导管内癌升级为浸润性癌时可以免除SLNB；

c：必须符合新辅助治疗前穿刺阳性淋巴结放置标记、采用双示踪方式，包括标记淋巴结在内的前哨淋巴结；

d：核素示踪剂SLNB对胎儿的安全性已经获得证实，由于可能的过敏性不推荐使用蓝染料示踪剂；

e：乳腺原发肿瘤的切除如果不影响到随后SLND（sentinel lymph node dissection，前哨淋巴结切除术）的成功率和准确性可以不进行同期SLNB；

f：若不行SLNB，可豁免前哨，不做腋窝处理；

g：保乳手术联合SLNB术后同侧乳房复发/再发患者再次SLNB的准确性和安全性已获得初步认可。

2 SLN（sentinel lymph node，前哨淋巴结）术中确认与检出

无论是乳房切除手术，还是保乳手术，一般情况下，SLNB应先于乳房手术，特别是单用蓝染料示踪剂时。术中SLN的确定，因示踪剂而异。染料法要求检出所有蓝染淋巴管进入的第1个蓝染淋巴结。检出所有蓝染的淋巴管是避免遗漏SLN、降低假阴性率的关键。核素法SLN的阈值是超过淋巴结最高计数10%以上的所有淋巴结。术中γ探测仪探头要缓慢移动，有序检测，贴近计数。应用染料法和（或）核素法检出SLN后，应对腋窝区进行触诊，触诊发现的肿大质硬淋巴结也应作为SLN单独送检。

3 SLN转移灶类型判定标准、预后意义及临床处理

3.1 SLN不同转移类型的预后意义及腋窝处理

（1）宏转移：约50%的患者腋窝nSLN（非前哨淋巴结）阳性。ALND（axillary lymph node dissection，腋窝淋巴结清扫术）是标准处理之一，特别是通过ALND进一步获得的预后资料将改变治疗决策。对于未接受过新辅助治疗的临床T_{1-2}期、临床腋窝淋巴结为阴性、但病理学检查1~2枚SLN宏转移且会接受后

续进一步辅助全乳放疗及全身系统性治疗的保乳患者，可免除ALND。对于接受乳房切除术的1~2枚SLN宏转移患者，如果ALND获得的预后资料不改变治疗决策且患者同意不行ALND，腋窝放疗可以作为ALND的合理替代。

证据级别：高质量；推荐级别：强推荐。

（2）微转移：13%~20%的患者腋窝nSLN阳性，且约10%为宏转移，ALND可导致15%的患者分期提高，7%的患者辅助治疗改变。SLN微转移患者接受保乳治疗（联合全乳放疗）时，可不施行ALND；SLN微转移且后续仅行全乳切除无放疗时，大多数中国专家的意见倾向于腋窝处理同宏转移患者。

证据级别：高质量；推荐级别：强推荐。

（3）ITC（isolated tumor cells，孤立肿瘤细胞）：腋窝nSLN转移的概率小于8%（大于5 mm的浸润性导管癌），ALND可导致4%的患者分期提高。目前认为ITC对患者预后有不良影响，与微转移患者一样可以通过辅助全身治疗获益，但ITC患者不接受腋窝治疗其腋窝复发率并无显著升高，故不推荐常规施行ALND。

证据级别：高质量；推荐级别：强推荐。

（4）初始SLN阴性：无需进行腋窝处理。

证据级别：高质量；推荐级别：强推荐。

（5）新辅助治疗：

1）初始临床腋窝淋巴结阴性患者：SLN阴性患者可以避免ALND；SLN阳性，包括宏转移、微转移及ITC患者，ALND仍是标准治疗；新辅助治疗前1枚SLN宏转移、微转移及ITC患者，可以考虑腋窝放疗替代ALND。推荐首选新辅助治疗后SLNB。对于新辅助治疗前行SLNB，病理学检查证实SLN为阴性的患者，新辅助治疗后如临床淋巴结阴性则不再手术评估腋窝状态；新辅助治疗前行SLNB并且病理学检查确认为SLN1~2枚阳性的临床T_{1-2}期乳腺癌、新辅助治疗有效且计划接受保乳术后全乳放疗或乳房切除术后腋窝放疗的患者，可以考虑免除ALND；新辅助治疗前SLNB检出3枚及以上阳性SLN的患者，ALND是标准的腋窝处理。不推荐新辅助治疗前、后进行两次SLNB。

2）并非所有临床淋巴结阳性的患者都适合新辅助治疗降期后的SLNB，临床淋巴结分期为cN_2期及以上的患者新辅助治疗后淋巴结活检有效性尚缺乏大样本量的研究。对于新辅助治疗前cN_1期的患者，更适合通过新辅助治疗降期保腋窝。满足以下条件的SLN阴性患者，与患者沟通后可以避免ALND：$cT_{1-3}N_1$期，双示踪剂显像，检出≥3枚SLN，新辅助化疗前穿刺活检阳性的腋淋巴结放置标记夹并于术中检出。如新辅助治疗后行SLNB并确认为阴性（ypN$_0$），大多数专家推荐术后对腋窝 I 、II 群范围辅以辅助放疗；若经穿刺证实 cN$_1$ 期患者新辅助治疗后SLN病理组织学检查证实转移（包括宏转移、微转移及ITC），应行ALND。经穿刺证实的 cN$_1$ 期、新辅助治疗无效患者，ALND仍是最佳的腋窝处理。

证据级别：中等质量；推荐级别：一般推荐。

4　SLNB替代ALND患者的随访

除常规复查项目外，常规行双侧腋窝、锁骨区超声检查，有条件的可考虑MRI检查。临床或超声检查发现异常腋窝淋巴结，应在超声引导下行细针穿刺或空心针活检，必要时行切开活检手术。

第三节　乳房重建与整形临床指南

1　乳房重建的目的

乳房重建可以帮助患者重塑乳房外形、轮廓、解剖标志，恢复身体外形的完整性，并尽量实现两侧乳房外形基本对称。

2　乳房重建的指征

乳房重建适合于因各种原因准备或已经接受乳房

切除的女性，或因为保乳手术导致乳房明显变形的患者。

3　乳房重建的类型

根据重建的时机，乳房重建可以分为即刻重建、延期重建及分期即刻乳房重建3类。

根据重建的材料，乳房重建可以分为自体组织（皮瓣）重建、植入物重建及联合两种材料（如背阔肌联合植入物）的重建。

4　术后放疗与乳房重建的关系

明确需要接受术后辅助放疗的患者，建议考虑进行延期重建或分期乳房重建。放疗可能对重建乳房的外形造成不利影响，并有可能导致重建失败。有经验的团队可在与患者充分沟通的基础上行即刻重建后再给予放疗，一般建议采用自体组织皮瓣，以期降低放疗对重建乳房的影响程度。当考虑进行组织扩张和植入物即刻重建时，建议先放置组织扩张器，在放疗开始前或结束后更换为永久性假体。假体置换手术在放疗前完成，能够降低切口相关的并发症和放疗期间的扩张器破裂风险。如果组织扩张器置换为永久假体在放疗结束后进行，建议在放疗后6个月左右，待放疗导致的皮肤反应缓解后为妥；该策略可能改善最终的重建乳房美观效果。近期有报道显示，胸肌前植入物乳房重建对放疗的耐受性更佳，但这一结论有待进一步大样本研究证实。曾经接受放疗的患者如果采用植入物重建，常发生较严重的包囊挛缩、移位、重建乳房美观度差和植入物暴露，因此，放疗后的延期乳房重建，不宜使用组织扩张器和植入物的重建方法，而应该首选自体组织皮瓣。

5 乳房重建术后评价系统

对于乳房重建手术的效果评价中，推荐包含患者报告结局的测评工具。使用国外乳房重建术后满意度评估量表前，应使用经过授权、汉化和信效度检验的量表，应用于临床研究和临床实践。建议术前对患者进行基线调查，术后 3 个月、12 个月以及之后每年进行 1 次调查。

第四节　乳腺原位癌治疗指南

1 LCIS 初诊的治疗

1.1 手术治疗

空芯针穿刺活检发现 ALH（atypical lobular hyperplasia，非典型性小叶增生）和非典型性 LCIS 后需行病灶切除活检是目前多数研究结果的共识，其主要目的是为了最大限度地降低DCIS（ductal carcinoma in si-tu，导管原位癌）和浸润性癌的共存风险。

多形性LCIS可能有与DCIS相似的生物学行为，临床医生可以考虑病灶完整切除及切缘阴性，但这可能导致全乳切除率高而无临床获益的结局。LCDIS与IDC（invasive ductal carcinoma，浸润性导管癌）或DCIS并存并非保乳的禁忌证。

1.2　非手术治疗

LCIS患者病灶切除后，如果没有合并其他癌变，可以考虑随访观察。此外，放射治疗是不被推荐的，也没有数据支持对多形性LCIS进行放射治疗。

1.3　预防性治疗

1.3.1　药物预防性治疗

他莫昔芬（20 mg/d，口服5年）被认为是绝经前后妇女降低浸润性、ER（estrogen receptor，雌激素受体）阳性乳腺癌风险的选择。结合ER状态给予他莫昔芬，目前是预防ER阳性乳腺癌的有效选择。对于预判风险较低的患者，他莫昔芬（5 mg/d，口服3年）也是可选的。

雷洛昔芬（60 mg/d，口服5年）也被认为是降低浸润性、ER阳性乳腺癌风险的选择，同样结合ER检测，但仅适用于绝经后妇女。

依西美坦（25 mg/d，口服5年）和阿那曲唑

（1 mg/d，口服 5 年）被认为是绝经后妇女降低浸润性、ER 阳性乳腺癌风险的另一种选择。

针对 35 岁以上、有发生乳腺癌高风险（包括既往手术证实为乳腺小叶不典型增生、导管不典型增生、LCIS 及 DCIS）的女性，都可以考虑以上 4 种药物的使用可能，讨论可基于危险因素如年龄、家族史、药物史和生育史等。

1.3.2 预防性双乳切除术

LCIS 作为乳腺癌的一项高危因素，可以结合患者的其他风险因素（如家族史、有关 BRCA 基因突变等）行预防性双乳切除。但此种手术目前必须经过伦理委员会批准。

2 DCIS 初诊的治疗

2.1 局部治疗

2.1.1 手术

根据国内实际情况，未采用"墨汁染色"评估切缘的单位，推荐首先保证阴性切缘，有条件者进一步做到 2 mm 阴性切缘；对于部分基底或表面切缘不足 2 mm 又无法进一步补充切缘时，小于 2 mm 的阴性切缘也是可以接受的。

证据级别：高质量；推荐级别：强推荐。

2.1.2 放疗

对临床医师评估为复发风险"低"的患者，可仅行保乳手术而不接受放疗，譬如低级别DCIS，符合VNPI（van Nuys prognostic index，van Nuys预后指数）低危组的患者，可免除辅助放疗。但目前仅有回顾性研究支持这一观点，而且研究的长期随访结果显示，按危险度分组可能仅筛选出部分复发时间点延迟的患者，而非低复发风险患者。即便是部分中危或低危的患者，放疗后的局部复发率也显著低于未放疗的患者。

2.2 系统性治疗-内分泌治疗

以下情形考虑采用他莫昔芬治疗5年以降低保乳手术后同侧乳腺癌复发风险。

（1）接受保乳手术（肿块切除术）加放疗的患者，尤其是ER阳性的DCIS患者；ER阴性的DCIS患者他莫昔芬治疗效果尚不确定。

（2）仅接受保乳手术的患者。对于接受全乳切除术的DCIS患者术后可通过口服他莫昔芬或雷洛昔芬来降低对侧乳腺癌风险，但需权衡化学预防的临床获益与不良反应。

绝经后DCIS患者术后（包括保乳手术及全乳切除术）可考虑通过芳香化酶抑制剂预防并降低对侧乳腺癌风险。

3 乳腺DCIS治疗方式选择的参考

国外某些学者采用VNPI作为一个客观的指标以协助临床医生对DCIS治疗方式进行决策。VNPI对DCIS按肿瘤大小、患者年龄、手术切缘和肿瘤细胞核分级4个方面综合考虑，每一方面评分分为1分（最佳）至3分（最差），4个方面总分由最低的4分（最佳）至最高的12分（最差）。VNPI 10~12分者建议行全乳切除术，VNPI 4~6分者可行单纯局部切除术，而VNPI 7~9分者则建议行局部广泛切除联合全乳放疗。VNPI的具体评分方法详见附录Ⅱ。

注：目前对于VNPI的临床应用价值仍有争议，因此仅供临床医师参考。

第五节　早期乳腺癌全身治疗指南

1 乳腺癌术后辅助全身治疗临床指南

1.1 乳腺癌术后辅助全身治疗的选择

乳腺癌术后辅助全身治疗的选择应基于复发风险的个体化评估、肿瘤病理学的分子分型以及对不同治疗方案预期的反应性。

乳腺癌术后复发风险的分组见表4-2。该表可用于全面评估患者手术以后的复发风险的高低，是制订全身辅助治疗方案的重要依据。乳腺癌分子分型的判定见表4-3。医师应根据患者的分子分型及复发风险选择相应的化疗、内分泌治疗及抗HER2（human epidermal growth factor receptor 2，人表皮生长因子受体2）治疗。

表4-2 乳腺癌术后复发风险分类

危险度	判别要点		
	转移淋巴结	ER/PR	其他情况
低危	阴性	阳性	同时具备以下条件[a]：pT≤2 cm；组织学Ⅰ级；LVI阴性；HER2阴性；年龄≥35岁；Ki67≤20%或实验室中位值
			HER2阴性且不满足上述条件，但多基因检测低危
中危	不符合低危/高危定义的其他情况		
高危	1~3枚阳性	阳性	具备以下条件之一[b]：组织学Ⅲ级；pT>5 cm；HER2阳性；多基因检测高危
		阴性	任何情况
	≥4枚阳性	任何情况	任何情况

a：此时可不做多基因检测（如21基因或70基因）。
b：虽然Ki67是乳腺癌复发的独立因素之一，但专家团对pN$_1$伴高Ki67即可判定高危的提法存在争议。虽然pN$_1$伴高Ki67是某些临床试验中高危Luminal-HER2阴性乳腺癌的分类条件，但该分类法并不具有普适性。
LVI：Lymphovascular invasion，淋巴管血管侵犯。
PR：Progesterone receptor，孕激素受体。

表 4-3　乳腺癌分子分型的标志物检测和判定

内在分子分型	基于IHC4的分子分型	备注
Luminal A型	Luminal A样 ER/PR 阳性且 PR 高表达 HER2 阴性 Ki-67 增殖指数低	ER、PR 表达及 Ki-67 增殖指数的判定值建议采用报告阳性细胞的百分比。 Ki-67 增殖指数的判定值在不同病理实验中心可能不同，可采用20%~30%作为判断 Ki-67 高低的界值；同时，以20%作为 PR 表达高低的判定界值*，可进一步区分 Luminal A样和 Luminal B样（HER2 阴性）
Luminal B型	Luminal B样（HER2 阴性） ER/PR 阳性 HER2 阴性 且 Ki-67 增殖指数高或 PR 低表达	上述不满足 Luminal A样条件的 Luminal 样肿瘤均可作为 Luminal B样亚型
	Luminal B样（HER2 阳性） ER/PR 阳性 HER2 阳性（蛋白过表达或基因扩增） 任何状态的 Ki-67	
ERBB2 +型	HER2 阳性 HER2 阳性（蛋白过表达或基因扩增） ER 阴性和PR 阴性	
Basal-like型	三阴性（非特殊型浸润性导管癌） ER 阴性 PR 阴性 HER2 阴性	三阴性乳腺癌和 Basal-like 型乳腺癌之间的吻合度约80%；但是三阴性乳腺癌也包含一些特殊类型乳腺癌，如髓样癌（典型性）和腺样囊性癌。

*：以20%作为 PR 表达高低的判定界值，目前仅有1篇回顾性

文献支持 (J Clin Oncol，2013，31：203-209)。

IHC：Immunohistochemistry，免疫组织化学法。

1.2 乳腺癌术后辅助化疗的临床指南

1.2.1 乳腺癌术后辅助化疗的人群选择

术后辅助化疗的人群选择见表4-4。

表4-4 术后推荐辅助化疗的人群

复发风险度	Luminal-HER2阴性	HER2阳性	TNBC
低危	豁免化疗	不适用	不适用
中危且 pN_0^b	•T_3及以上推荐化疗 •T_{1b-2}：接受21基因或70基因检测 21基因：年龄>50岁且RS>25推荐化疗 21基因：年龄≤50岁且RS≥16推荐化疗 70基因：临床高风险[a]且70基因高风险 推荐化疗 70基因：临床高风险[a]且年龄≤50岁且70基因低风险 考虑化疗 •T_{1b-2}：未接受基因检测，具有如下特征之一的可考虑化疗：ER低表达、组织学3级、LVI阳性、年龄<35岁、高Ki67[c] •T_{1a}：原则上豁免化疗，除非同时伴有多个风险因素时个体化综合考虑	•T_{1b}及以上推荐 •T_{1a}考虑[d] •T_{1mic}原则上不考虑，需个体化综合考虑	•T_{1b}及以上推荐 •T_{1a}考虑 •T_{1mic}原则上不考虑

复发风险度	Luminal-HER2 阴性	HER2 阳性	TNBC
中危且 pN_1	·均推荐化疗 ·除非 T_{1-2} 且接受 21 基因或 70 基因检测时，如下结果才考虑豁免化疗 21 基因：RS≤11 的患者[e] 70 基因：临床高风险[a]，70 基因低风险且年龄>50 岁的患者	不适用	不适用
高危	任何	任何	任何

a：基于 Adjuvant! Online 简化版的评估。

b：病理淋巴结 ITC 处理同 pN_0，pN_{1mic} 处理同 pN_1。

c：专家组认为，目前尚无法通过单一 Ki67 指标即可判定是否需要化疗，但 Ki67 越高，化疗的指示性就越强。

d：T_{1a} 时可考虑抗 HER2 单抗治疗，但是否联合静脉化疗尚无统一意见。具体方案参见分子亚型各论。

e：目前主要参照 PLAN-B 试验的数据，虽然 RXPONDER 试验证实 pN_1 且 RS<25 的绝经后患者可能可以豁免化疗，该研究结果尚待进一步验证与公认。

TNBC：Triple-negative breast cancer，三阴性乳腺癌。

多基因检测工具（Oncotype DX®，MammaPrint® 等）有助于指导辅助化疗的决策，但推荐使用具备相应资质的检测工具。对于不具备条件或不愿意接受多基因检测工具检测的患者，辅助化疗与否应综合考虑肿瘤的临床病理学特征、患者生理条件和基础疾患、化疗的可能获益和不良反应等进行决策。

1.2.2　乳腺癌术后辅助化疗的禁忌证

妊娠期：妊娠早期患者通常禁用化疗，妊娠中期患者应慎重选择化疗。

明显衰竭或恶病质。

有严重感染、高热、水电解质及酸碱平衡失调的患者。

胃肠道梗阻或穿孔者。

骨髓储备功能低下，治疗前白细胞≤$3.5×10^9$/L，血小板<$75×10^9$/L者。

心血管、肝肾功能严重损害者。

1.2.3　乳腺癌术后辅助化疗的方案（附录Ⅲ）

（1）常用方案有：以蒽环类药物为主的方案，如AC（多柔比星/环磷酰胺），EC（表柔比星/环磷酰胺）。虽然吡柔比星（THP）循证医学资料有限，但在我国日常临床实践中，用THP代替多柔比星也是可行的，THP推荐剂量为40~50 mg/m²。5-氟尿嘧啶在辅助治疗中的价值已逐渐不被认可。

蒽环类与紫杉类药物联合方案，如TAC（T：多西他赛）。

蒽环类与紫杉类药物序贯方案，如AC→紫杉醇（每周1次），AC→多西他赛（每3周1次），剂量密集型AC继以紫杉醇（每2周1次），剂量密集型AC继以紫杉醇（每周1次）。根据CALGB 9741研究及

EBCTCG Meta 分析提示剂量密集型化疗可以给患者带来更多的获益，因此对于三阴性乳腺癌及淋巴结阳性的患者，优先推荐剂量密集型化疗。

不含蒽环类药物的联合化疗方案：TC 方案（多西他赛/环磷酰胺 4 或 6 个疗程），适用于有一定复发风险、蒽环类药物禁忌或不能耐受的患者；PC 方案（每周紫杉醇/卡铂，见 PATTERN 研究），可考虑在三阴性乳腺癌中使用；CMF 方案（环磷酰胺/甲氨蝶呤/5-氟尿嘧啶）目前很少采用。

卡培他滨的强化（联合或序贯）可考虑在三阴性乳腺癌中使用，譬如 CBCSG010 研究中蒽环类药物序贯多西他赛同时联合使用卡培他滨、SYSUCC001 研究中在辅助静脉化疗后单药卡培他滨 1 年以及 CREATE-X 研究中新辅助化疗 non-pCR 人群单药卡培他滨 8 个疗程等。

奥拉帕利在致病/疑似致病 gBRCA 突变高危患者中的强化治疗，OlympiA 研究提示在 HER2 阴性新辅助治疗后 non-pCR（non-pathological complete response，未获得病理学完全缓解）患者，或者直接手术的 TNBC[$\geqslant pT_2$ 和（或）$\geqslant pN_1$] 与 Luminal 型（$\geqslant pN_2$），1 年的奥拉帕利显著改善了 3 年的 iDFS（invasive disease-free survival，无侵袭性疾病生存率），但该药目前尚未获得辅助治疗适应证。

白蛋白结合型紫杉醇在出于医学上的必要性时（如减少过敏反应等）可尝试替代紫杉醇或多西他赛，但使用时周疗剂量不应超过 125 mg/m²。

证据级别：高质量；推荐级别：强推荐。

（2）HER2 阳性乳腺癌常用方案参见：1.4 乳腺癌术后辅助抗 HER2 治疗临床指南中的相应内容。

1.3 乳腺癌术后辅助内分泌治疗临床指南

1.3.1 乳腺癌术后辅助内分泌治疗的人群选择

激素受体 ER 和（或）PR 阳性的乳腺癌患者。皆应接受术后辅助内分泌治疗。依据最新 ASCO（American Society of Clinical Oncology，美国临床肿瘤学会）/CAP（College of American Pathologists，美国病理学家协会）指南，尽管 ER 的 IHC（immunohistochemistry，免疫组织化学染色）染色为 1%~100% 的肿瘤皆被视为 ER 阳性，但 ER 的 IHC 检查结果为 1%~10% 则显示为 ER 低表达。ER 低表达的生物学行为通常与 ER 阴性乳腺癌相似，在做治疗决策时也应当考虑到这一点。

证据级别：高质量；推荐级别：强推荐。

1.3.2 乳腺癌术后辅助内分泌治疗的方案

绝经前患者辅助内分泌治疗的方案：

（1）辅助内分泌治疗有 3 种选择：他莫昔芬、卵巢功能抑制加他莫昔芬、卵巢功能抑制加第三代芳香化酶抑制剂。卵巢功能抑制剂推荐用于高复发风险的患者，具体需综合考量年龄、肿块大小、淋巴结状态、组织学分级等，亦可采用STEPP评分评估。对于年轻的（<35岁）的乳腺癌患者，更推荐卵巢功能抑制加芳香化酶抑制剂。

证据级别：高质量；推荐级别：强推荐。

（2）使用他莫昔芬的患者，服用他莫昔芬5年后，患者仍处于绝经前状态，部分患者（如高危复发）可考虑延长服用期至10年。目前尚无证据显示，服用他莫昔芬5年后的绝经前患者，后续应用卵巢抑制剂联合第三代芳香化酶抑制剂会进一步使患者受益。

证据级别：高质量；推荐级别：强推荐。

（3）卵巢抑制方式有药物去势、手术切除卵巢、卵巢放射线照射（推荐药物性卵巢去势作为首选）。若采用药物性卵巢功能抑制，目前推荐的治疗时间是5年，但中危患者也可选择使用2~3年。对于接受了5年药物性卵巢功能抑制剂+他莫昔芬/AI（aromatase inhibitor，芳香化酶抑制剂）治疗的特别高危的绝经前患者，尽管没有较强循证证据，后续也可以考虑给予延长他莫昔芬单药治疗，或继续维持原方案的延长治疗。

证据级别：中等质量；推荐级别：一般推荐。

（4）高危患者应用他莫昔芬5年后，处于绝经后状态可继续服用芳香化酶抑制剂5年，未绝经可继续使用他莫昔芬满10年。

证据级别：高质量；推荐级别：强推荐。

（5）AI 和 LHRHa（luteinizing hormone-releasing hormone analogue，黄体生成素释放激素类似物）可导致BMD（bone mineral density，骨密度）下降或骨质疏松，因此在使用这些药物前常规推荐BMD检测，以后在药物使用过程中，每12个月监测1次BMD，并进行BMD评分（T-score）。

证据级别：中等质量；推荐级别：一般推荐。

绝经后患者辅助内分泌治疗的方案：

（1）第三代芳香化酶抑制剂可以向所有绝经后的ER 和（或）PR 阳性患者推荐，尤其是具备以下因素的患者：① 高复发风险患者；② 对他莫昔芬有禁忌的患者或使用他莫昔芬出现中、重度不良反应的患者；③ 使用他莫昔芬20 mg/d×5 年后的高风险患者。

证据级别：高质量；推荐级别：强推荐。

（2）芳香化酶抑制剂可以从一开始就应用5 年（来曲唑、阿那曲唑或依西美坦）。Ⅰ期患者通常建议5年辅助内分泌治疗。对于Ⅱ期淋巴结阴性患者，如初始采用他莫昔芬5年治疗，可推荐芳香化酶抑制剂或者他莫昔芬5年；如初始采用5年芳香化酶抑制剂的患者，或者采用他莫昔芬治疗2~3年后再转用芳香化酶抑制剂满5年的患者无需常规推荐延长内分泌治疗。对于Ⅱ期淋巴结阳性患者，无论其前5年内分泌治疗策略，均推荐后续5年芳香化酶抑制剂的延长治疗。对于Ⅲ期患者，推荐5年芳香化酶抑制剂的延长治疗。延长治疗的患者，其内分泌治疗总时长为8~10年。

证据级别：高质量；推荐级别：强推荐。

（3）对于≥4个阳性淋巴结的ER+乳腺癌患者，无论绝经前或是绝经后，均可考虑在标准辅助内分泌治疗基础上增加CDK4/6抑制剂阿贝西利强化2年；1~3个淋巴结阳性且伴有G3/T3/Ki67≥20%至少一项高危因素的ER+患者使用阿贝西利强化也可考虑。

证据级别：中等质量；推荐级别：一般推荐。

1.4 乳腺癌术后辅助抗HER2治疗临床指南

1.4.1 乳腺癌术后辅助抗HER2治疗的人群选择

HER2阳性患者的辅助治疗策略可参考表4-5。

（1）HER2阳性是指IHC检测结果3+，或IHC 1+和（或）2+且ISH（in situ hybridization，原位杂交法）检测结果阳性。

ISH检测结果判读可参考表4-6。

表4-5 HER2阳性患者辅助治疗策略

淋巴结状态	肿块大小	治疗
淋巴结阴性	T_{1b}及以上（T_{1a}可以考虑）	辅助化疗+曲妥珠单抗
淋巴结微转移（淋巴结转移灶≤2 mm）	任何	辅助化疗+曲妥珠单抗
淋巴结阳性（≥1枚同侧转移灶>2 mm）	任何	辅助化疗+曲妥珠单抗+帕妥珠单抗 无条件的患者辅助化疗+曲妥珠单抗

表4-6 ISH检测结果判读

HER2/CEP17比值	平均HER2拷贝数	ISH状态判读
<2.0	<4.0	阴性
	≥4.0且<6.0	建议重新计数20个细胞，若结果改变，则对两次结果进行综合分析；若结果维持不变且IHC为2+，则判为阴性
	≥6.0	建议增加计数细胞，若结果维持不变，则为阳性
≥2.0	<4.0	建议增加计数细胞，若结果维持不变，则为阴性
	≥4.0	阳性

注：HER2低表达指IHC 1+和（或）2+且原位杂交法检测为阴性。

1.4.2 乳腺癌术后辅助抗HER2的治疗方案

（1）曲妥珠单抗应用于HER2阳性患者的辅助治疗；淋巴结阴性、原发浸润灶>0.5 cm且≤2 cm、HER2

阳性时，推荐使用曲妥珠单抗，可以考虑每周紫杉醇或TC×4＋曲妥珠单抗辅助治疗使用（此处C为CTX）；淋巴结阴性、原发肿瘤在小于0.5 cm时，可以考虑使用曲妥珠单抗，但证据有限；肿瘤体积小但有淋巴结微转移的患者，可考虑每周紫杉醇或TC×4＋曲妥珠单抗辅助治疗。确定HER2阳性小肿瘤是否选择短程化疗联合曲妥珠单抗时，需注意个体化，具体的浸润灶大小、ER状态、患者年龄等都是决策的参考因素。目前推荐的曲妥珠单抗治疗时间仍为1年，可与化疗同时使用或化疗后序贯使用，更推荐同时使用。6个月的短疗程用法仅在PERSEPHONE研究中证实与1年比较的非劣效性，2年的疗程未得到更佳的预后获益，故两种时长均暂不推荐。

证据级别：高质量；推荐级别：强推荐。

（2）对于有高危复发风险（如淋巴结阳性）的患者，推荐曲妥珠单抗与帕妥珠单抗双靶向治疗联合辅助化疗（常用的化疗方案为：蒽环序贯紫杉EC-P，或紫杉联合卡铂TCb），其中帕妥珠单抗，3周1次，剂量为420 mg（首次剂量为840 mg），共1年；淋巴结阴性的HER2阳性患者，当伴有其他不良预后指标（如Ki67>30%、G3、pT_2+等）时，也可推荐HP辅助双靶治疗；中高复发风险的患者，特别是ER+，亦可考虑在曲妥珠单抗治疗结束后，给予1年的酪氨酸激酶抑制剂如奈拉替尼强化。

证据级别：高质量；推荐级别：强推荐。

（3）对新辅助未达到pCR（pathological complete response，病理学完全缓解）的HER2阳性患者，可使用T-DM1（每3周1次，共14次）替代曲妥珠单抗。虽然证据有限，当pCR患者未行/未可及T-DM1时，可以考虑加用酪氨酸激酶抑制剂（如奈拉替尼）辅助强化。

（4）担心心脏毒性者可选择心脏毒性相对较低的去蒽环方案：TCbH、TC4H（此处C为CTX）和wPH治疗方案（APT试验紫杉醇周疗加曲妥珠单抗方案）。

（5）曲妥珠单抗生物类似药，可按照国内获批的说明书上适应证进行应用。

2 乳腺癌新辅助治疗临床指南

2.1 乳腺癌新辅助治疗的人群选择

对于新辅助的适用人群，根据新辅助的治疗目的可分为必选人群和优选人群。其中必选对象是以临床降期为目的，降期后手术的患者（如局部晚期不可手术、主观上强烈要求的降期保乳和降期保腋窝）；优选对象是能获得体内药敏信息，从而指导后续治疗的患者。基于目前循证医学的证据，相同方案和疗程的新辅助治疗的效果与辅助治疗的效果是一样的，且可以使部分不能保乳的患者获得保乳的机会，部分不可手术的患者获得手术的机会；新辅助治疗后未达pCR的患者有机会使用强化治疗方案进一步降低复发和死亡风险；但是一部分患者（小于5%）在新辅助治疗的过程中可能出现进展，甚至丧失接受手术治疗的机会。并非所有需要行辅助治疗的乳腺癌患者都适合推荐行新辅助治疗。新辅助治疗有时亦可使不可保腋窝的乳腺癌有机会降期为可保腋窝，中国专家对此持审慎观点，并不常规推荐将已证实转移的区域淋巴结进行降期保腋窝作为新辅助治疗的目的。

对不可手术的隐匿性乳腺癌行新辅助治疗是可行的。对于需要延迟手术的患者（如制订手术计划需要等待基因检测结果，以便有时间考虑重建方案）或不可避免需要延迟手术的患者（如新冠疫情），可以先行新辅助治疗。

2.2 乳腺癌新辅助治疗的实施

2.2.1 治疗前准备

（1）病灶基线体检。精确测量乳腺所有原发灶最长径和腋窝淋巴结的短径。

（2）基线影像学评估。超声和乳腺X线检查是不可或缺的，对于需降期保乳的患者，应常规进行乳腺MRI检查。

（3）血常规、肝肾功能、心电图、胸部CT（平扫或增强）及肝脏超声检查。局部晚期乳腺癌或炎性乳腺癌患者建议加做全身骨扫描、胸部CT。脑评估或PET/CT尽管具有一定的提示意义，但由于影像评价指标不统一和临床可及性欠佳，并非接受新辅助治疗患者的常规推荐检查项目。基线心功能检查[如心超测LVEF（left ventricular ejection fraction，左心室射血分数）是推荐的。

（4）治疗前必须对乳腺原发灶行空芯针活检（或真空辅助活检），诊断为浸润性癌或原位癌（可能存在组织学低估）同时伴有细针（或空芯针）穿刺证实的同侧腋窝淋巴结转移，明确组织学诊断及IHC检查（隐匿性乳腺癌除外）。

（5）肿大的区域淋巴结是否为乳腺癌转移，应通过细针（或空芯针）穿刺获得病理学证实。对患者原发灶的范围采用超声引导下放置金属标记物或表皮文身的方式进行标识，为治疗后续手术范围提供原发灶依据。

（6）可在新辅助治疗前对临床淋巴结阴性的患者进行腋窝SLNB，可以为后续的手术和全身治疗提供更多的信息。

2.2.2　乳腺癌新辅助治疗的方案（附录Ⅲ）

应当依据患者乳腺癌分子分型、药物的可获得性、患者的个体情况进行新辅助治疗方案的设计。新辅助治疗方案包括：化疗联合或不联合靶向治疗（如HER2阳性联合抗HER2治疗、三阴性联合免疫治疗）、内分泌治疗联合或不联合靶向治疗[如HR（hormone receptor，激素受体）阳性/HER2阳性可两者联合使用]、单纯抗HER2治疗（如HR阴性/HER2阳性）。

证据级别：高质量；推荐级别：强推荐。

（1）对于HR阳性/HER2阴性的乳腺癌患者，有降期或保乳等需求的，优先推荐辅助化疗提前到新辅助阶段。新辅助内分泌治疗与新辅助化疗具有相似的临床缓解率，是新辅助治疗的一个合理的选择，现有证据不支持新辅助内分泌治疗时常规联合CDK4/6抑制剂。绝经后患者通常使用AI进行新辅助内分泌治疗；绝经前患者除非进入临床研究或有化疗禁忌[可选OFS（ovarian function suppression，卵巢功能抑制）+AI/氟维司群]，不应常规进行新辅助内分泌治疗。新辅助内分泌治疗的最佳持续时间尚不清楚，一般应持续3~6个月或至最佳疗效。

证据级别：中等质量；推荐级别：一般推荐。

（2）对于拟新辅助治疗的HER2阳性乳腺癌患者，应采用曲妥珠单抗联合帕妥珠单抗进行新辅助治疗，优选的化疗配伍为紫杉联合卡铂（TCbHP、PCbHP），而蒽环序贯紫杉也是一种可选的方案（ECHP-THP）。不能耐受或不愿接受化疗的患者，HR阳性/HER2阳性可考虑内分泌治疗联合抗HER2治疗，HR阴性/HER2阳性可考虑单纯抗HER2治疗。

证据级别：高质量；推荐级别：强推荐。

（3）对于拟新辅助治疗的三阴性乳腺癌患者，推荐含蒽环类和紫杉类药物的常规方案（EC-T、EC-P）。铂类药物可作为三阴性患者新辅助治疗方案的一部分（TCb、PCb或EC-TCb、EC-PCb），但决策加铂类药物应该权衡潜在的获益与伤害，因为未必转化为DFS（disease-free survival，无疾病生存率）的远期获益。单纯BRCA1/2致病或疑似致病性突变，不足以成为选择含铂药物治疗的理由。对于有心脏基础疾患的患者，可以考虑单纯紫杉类+铂类的新辅助治疗。虽然Keynote522和IMpassion031研究提示早期三阴性乳腺癌新辅助添加PD-1（programmed death-1，程序性死亡蛋白-1）/ PD-L1（programmed death ligand-1，程序性死亡蛋白配体-1）抗体治疗可改善pCR，但因远期毒性和获益未明，且PD-1/PD-L1抗体在国内尚未获得相关适应证，不常规推荐在该类患者新辅助治疗中添加免疫检查点抑制剂。

证据级别：高质量；推荐级别：强推荐。

2.2.3 乳腺癌新辅助治疗的疗效评估和方案调整

（1）一般情况下，建议在计划第3个周期之前全面评估疗效。评价结果按照实体瘤疗效评价标准RE-

CIST 1.1标准分为CR（complete response，完全缓解）、部分缓解、SD（stable disease，疾病稳定）和PD（progressive disease，疾病进展）。

（2）可根据新辅助治疗中疗效评估结果决定后续新辅助治疗方案执行既定计划或进行方案调整。新辅助治疗期间应重视早期疗效的评估和判断（2~4个疗程），当判断为较显著增大的SD或PD时，建议分为两种情况，一种为不可手术的，建议立即经验性更换新辅助治疗方案并密切评估；一种为可手术的，可以考虑尽早手术（特别是Luminal型，或采用了标准方案4个疗程后疗效不佳的三阴性和HER2阳性患者，专家组建议尽早完成根治性手术）。部分专家也认同可以经验性更换新辅助治疗方案并密切评估，后者仍然具有体内药敏测试的价值。

（3）对CR或部分缓解或未显著增大的SD的患者，目前推荐完成既定的新辅助治疗疗程，避免因治疗有效而临时中断新辅助治疗、立即手术的情况。推荐新辅助化疗±靶向治疗总疗程数为6~8个周期，完成的患者可不再进行术后辅助化疗，部分未达pCR的患者可考虑强化治疗。

（4）根据新辅助治疗结束后的疗效评估结果决定随后的辅助治疗方案，对未达到pCR的患者，尤其是三阴性及HER2阳性患者，可使用辅助强化治疗。

2.3 乳腺癌经新辅助治疗降期后的局部和全身处理

2.3.1 局部处理

（1）乳房手术：手术可根据个体情况选择保留乳房或全乳切除。

（2）腋窝淋巴结手术：新辅助治疗前的SLN为阴性，新辅助治疗后可免去腋窝淋巴结评估。新辅助治疗前，腋窝淋巴结穿刺活检证实为转移或SLN有转移的，大多数中国专家建议即使降期仍需谨慎行SLNB以替代腋窝清扫。新辅助治疗后腋窝SLNB若有宏转移或微转移，以及新辅助治疗前T_4或$N_{2/3}$的患者一般都推荐行腋窝清扫。详见《乳腺癌前哨淋巴结活检临床指南》。

（3）术后辅助放疗：推荐根据化疗前的肿瘤临床分期来决定是否需要辅助放疗及放疗范围。放疗范围包括全胸壁和锁骨上和锁骨下范围，临床上内乳淋巴结有累及或临床上高度怀疑内乳淋巴结可能会累及的病例需添加内乳区放疗。

证据级别：高质量；推荐级别：强推荐。

2.3.2 全身处理

新辅助治疗结束后的疗效评估结果决定随后的辅助治疗方案，对未达到pCR的患者（已完成足疗程的新辅助治疗），尤其是三阴性乳腺癌患者，可考虑术后追加6~8个疗程卡培他滨治疗（采用单药铂类药物或其他静脉化疗的强化方案目前证据不足）；HER2阳性患者，优先考虑采用T-DM1（每3周1次，共14次）强化辅助治疗的方式，T-DM1不可及时可采用含TKI（tyrosine kinase inhibitor，酪氨酸激酶抑制剂）方案予以辅助强化，在退缩较好（譬如退缩>90%以上，MP=4时）也可采用继续完成曲妥珠单抗联合帕妥珠单抗共1年的方式。无论是否达到pCR，ExteNET试验显示特定人群奈拉替尼延长治疗1年可进一步降低复发风险。对于HR阳性的患者，需要给予内分泌治疗，内分泌治疗是否需要强化，以及强化的方式可主要依据患者新辅助前的状态进行评估。

证据级别：高质量；推荐级别：强推荐。

—— 第五章 ——

治疗-晚期乳腺癌篇

第一节 晚期乳腺癌解救性全身治疗临床指南

晚期乳腺癌包括复发和转移性乳腺癌，属不可治愈疾病。治疗的主要目的是缓解症状、提高生活质量和延长患者生存期。应尽可能在治疗前对复发或转移灶进行活检，尤其是孤立性病灶，以明确诊断和重新评估肿瘤的 ER、PR 和 HER2 状态。局部治疗，如手术和放疗在初治Ⅳ期乳腺癌中的价值尚不明确。只有当全身药物治疗取得较好的疗效时，才考虑姑息性局部治疗，以巩固全身治疗的效果。局部及区域复发而没有远处转移的患者，如全面评估后认为适合根治性局部治疗，应当给予根治性治疗。例如，保乳后复发患者可行全乳切除，胸壁或区域淋巴结复发者可行受累部位及淋巴结切除，之前未行放疗者可加用局部放疗，再次辅助化疗（主要为激素受体阴性患者）、靶向治疗和内分泌治疗具有一定的价值。

1 晚期乳腺癌内分泌治疗临床指南

1.1 晚期乳腺癌内分泌治疗的人群选择

（1）ER 和（或）PR 阳性的复发或转移性乳腺癌。受体不明的患者，如临床病程发展缓慢，也可以考虑试用内分泌治疗。

（2）非内脏危象的患者。内脏危象：由症状、体征、实验室检查及疾病快速进展确认的数个脏器功能异常。内脏危象并非单纯指存在内脏转移，而指危重的内脏情况需快速、有效治疗而控制疾病进展，尤其指进展后就失去化疗机会的情况。无症状的内脏转移和（或）骨软组织转移更推荐内分泌治疗。

（3）复发距开始辅助内分泌治疗的时间较长（一般大于 2 年，联合部分靶向药物时可适当突破该时间界限）。

1.2 晚期乳腺癌内分泌治疗前谈话

（1）复发或Ⅳ期乳腺癌的全身治疗主要以延长生存期、提高生活质量为目的，而非治愈性，应优选毒性较小的治疗方案。已有数据显示，内分泌联合靶向治疗的疾病控制率和 PFS（progression-free survival，无进展生存期）并不劣于甚至优于化疗。内分泌治疗有多种选择，可以依次进行，尽量延长患者进入化疗的时间。

（2）内分泌治疗的不良反应的患者宣教。

1.3 晚期乳腺癌内分泌治疗的相关概念

（1）原发性内分泌耐药：指早期乳腺癌术后辅助内分泌治疗2年内出现疾病复发转移，或转移性乳腺癌内分泌治疗6个月内出现疾病进展。

（2）继发性内分泌耐药：指早期乳腺癌术后辅助内分泌治疗2年后至治疗结束后1年内出现疾病复发转移，或转移性乳腺癌内分泌治疗6个月或以上出现疾病进展。

（3）内分泌敏感：指初治Ⅳ期未经内分泌治疗，或早期乳腺癌术后辅助内分泌（至少2年）治疗结束后1年以上出现疾病复发转移。

（4）内分泌一线治疗和二线治疗：通常分别对应复发转移后接受的第一个和第二个内分泌治疗方案；但考虑到定义要为后续治疗决策服务，推荐将内分泌一线治疗定义为内分泌敏感的复发转移患者后续进行的第一个内分泌治疗方案，而将已判断为原发性或继发性内分泌耐药的复发转移患者后续接受的内分泌解救方案定义为二线治疗。

1.4 晚期乳腺癌内分泌治疗的药物

（1）绝经后患者的内分泌治疗推荐：芳香化酶抑制剂包括非甾体类（阿那曲唑和来曲唑）、甾体类（依西美坦）、ER调变剂（他莫昔芬和托瑞米芬）、ER

074

下调剂（氟维司群）、孕酮类药物（甲地孕酮和甲羟孕酮）、雄激素（氟甲睾酮）及大剂量雌激素（乙炔基雌二醇）。

（2）绝经前患者的内分泌治疗推荐：在卵巢功能抑制基础上（主要是使用LHRHa和手术去势），可参照绝经后乳腺癌处理。未行卵巢功能抑制的，可考虑ER调变剂（他莫昔芬和托瑞米芬）、孕酮类药物（甲地孕酮和甲羟孕酮）、雄激素（氟甲睾酮）及大剂量雌激素（乙炔基雌二醇）。

（3）绝经前和绝经后患者均可考虑在内分泌治疗的基础上联合靶向治疗[CDK4/6抑制剂、mTOR抑制剂、HDAC（histone deacetylase，组蛋白去乙酰化酶）抑制剂等，PI3Kα抑制剂尚未在国内上市]。

1.5 晚期乳腺癌一线内分泌治疗的选择和注意事项

（1）芳香化酶抑制剂联合CDK4/6抑制剂（帕柏西利、阿贝西利和瑞波西利）是HR阳性/HER2阴性绝经后，或绝经前但经药物去势后乳腺癌患者一线内分泌治疗的优选方案，多项研究已证实联合CDK4/6抑制剂可显著改善患者的PFS，甚至部分研究可改善OS。

证据级别：高质量；推荐级别：强推荐。

（2）氟维司群（±OFS）联合CDK4/6抑制剂并非优选，在PARSIFAL研究中未能证实比芳香化酶抑制剂（±OFS）联合CDK4/6的抑制剂更优。他莫昔芬+OFS联合CDK4/6抑制剂在MONALEESA-7中也证实了PFS和OS的获益，特定情况下亦可选用。

证据级别：中等质量；推荐级别：一般推荐。

（3）当CDK4/6抑制剂不可及时，单药内分泌治疗亦可行；绝经后患者可使用氟维司群、AI、ER调变剂（他莫昔芬和托瑞米芬）；绝经前患者可使用OFS联合氟维司群、OFS联合AI、OFS联合ER调变剂、单纯ER调变剂。

证据级别：高质量；推荐级别：强推荐。

（4）绝经前患者在使用卵巢功能抑制剂后，可按照绝经后模式处理。

1.6 晚期乳腺癌二线内分泌治疗的选择和注意事项

一线内分泌治疗失败后，非内脏危象的患者仍然可以选择二线内分泌治疗±靶向治疗。不推荐重复使用辅助或一线治疗已被证实耐药的内分泌药物。绝经前患者在使用卵巢功能抑制剂后，可按照绝经后模式处理。

（1）对于尚未使用过CDK4/6抑制剂的患者：①氟维司群联合CDK4/6抑制剂（帕柏西利、阿贝西利和瑞波西利）是HR阳性/HER2阴性绝经后或绝经前但经药物去势后乳腺癌患者二线内分泌治疗的优选方案，多项研究已证实联合CDK4/6抑制剂可显著改善患者的PFS和OS。对于原发性内分泌耐药患者，氟维司群联合特定的CDK4/6抑制剂阿贝西利获益证据相对充分。② 甾体/非甾体芳香化酶抑制剂（±OFS）或他莫昔芬（±OFS）联合CDK4/6抑制剂在特定情况下亦可选用。对已经使用过CDK4/6抑制剂的患者：目前并无充分证据支持CDK4/6抑制剂的跨线治疗。

证据级别：高质量；推荐级别：强推荐。

（2）mTOR抑制剂依维莫司、HDAC抑制剂西达本胺可考虑在二线治疗中联合内分泌治疗使用。PI3Kα抑制剂Alpelisib在PI3Kα突变（经肿瘤组织或外周血ctDNA检测）的患者中联合内分泌治疗有一定的证据，已在美国和欧盟取得适应证，国内尚未获批。

证据级别：高质量；推荐级别：一般推荐。

（3）原发内分泌耐药患者，如以上联合的小分子靶向药物不可及时，可采用化疗予以解救治疗。

证据级别：中等质量；推荐级别：一般推荐。

2 晚期乳腺癌化疗±靶向治疗的临床指南

2.1 晚期乳腺癌化疗±靶向治疗的人群选择

具备以下1个因素即可考虑化疗±靶向治疗：

（1）激素受体阴性或低表达。

（2）内脏危象或有症状的内脏转移。

（3）激素受体阳性但对已证实内分泌治疗耐药（特别是原发性耐药）。

2.2 晚期乳腺癌化疗±靶向治疗前谈话

（1）化疗±靶向治疗的目的是改善生活质量，延长 PFS 及 OS。

（2）化疗±靶向治疗不良反应的患者宣教。

2.3 晚期乳腺癌化疗±靶向治疗前准备

（1）首次化疗前应检测血常规、肝肾功能及心电图。以后每次化疗前均应检测血常规，肝肾功能异常者需持续监测。使用蒽环类药物者还建议需检查心电图和 LVEF。异常者需持续监测。

（2）育龄妇女应妊娠试验阴性并嘱避孕。

（3）签署抗肿瘤治疗知情同意书。

2.4 HER2 阴性晚期乳腺癌化疗±靶向治疗的选择和注意事项（附录Ⅳ）

（1）推荐首选化疗方案包括单药序贯化疗或联合化疗，其中序贯使用单药为优选，可保障治疗耐受性和生活质量。与单药化疗相比，联合化疗通常有更好的缓解率和无疾病进展时间，但毒性较大且未能证实总生存获益。需要使肿瘤迅速缩小或症状迅速缓解的患者可选择联合化疗。

证据级别：高质量；推荐级别：强推荐。

（2）蒽环类（紫杉类）治疗失败的常用定义为使用蒽环类（紫杉类）解救化疗过程中发生疾病进展，或辅助治疗结束后12个月内发生复发转移。对于既往蒽环类治疗失败的患者，通常首选以紫杉类（如紫杉醇、多西他赛或白蛋白结合型紫杉醇）为基础的单药或联合方案；对于既往蒽环类和紫杉类治疗均失败的患者，目前尚无标准化疗方案，可考虑其他单药或联合方案。

（3）常用单药包括：蒽环类，如多柔比星、表柔比星、吡柔比星及聚乙二醇化脂质体多柔比星；紫杉类，如紫杉醇、多西他赛及白蛋白结合型紫杉醇；抗代谢类药物，如卡培他滨和吉西他滨；非紫杉类微管类抑制剂，如长春瑞滨、艾立布林、优替德隆（UTD1）；铂类，如顺铂和卡铂；拓扑异构酶抑制剂依托泊苷等。

（4）联合化疗方案：联合化疗方案多种多样，主要基于既往循证医学的证据、联合药物间的相互作用、联合药物的毒性谱、患者的个体状态来综合制定，不推荐联合三种或三种以上的化疗药物。对于三阴性乳腺癌，可选择GP方案（吉西他滨联合顺铂，尤其是携带BRCA1/2等同源重组修复基因缺陷的患者）、GC方案（吉西他滨联合卡铂）、AP方案（白蛋白结合型紫杉醇联合顺铂/卡铂）、PC方案（其他紫杉类药物

联合卡铂/顺铂）

证据级别：高质量；推荐级别：强推荐。

（5）单药或联合化疗均可在循证证据支持下联合靶向治疗。如依据 IMpassion130 和 Keynote355 研究，可尝试白蛋白结合型紫杉醇+阿替利珠单抗（PD-L1 IC 阳性时）、白蛋白结合型紫杉醇/紫杉醇/GC+帕博利珠单抗（PD-L1 CPS≥10 时），但因 PD-1/L1 抗体治疗尚未获得相应适应证，临床实践中应慎重选择患者。化疗联合抗血管生成药物贝伐珠单抗可在疾病缓解及 PFS 方面得到获益，但 OS 未见延长，不推荐常规使用，但可在急需肿瘤或症状控制的患者中谨慎选择。

（6）联合化疗时，是采用持续方式还是4~8个疗程后停药或维持治疗需权衡疗效、药物不良反应和患者生活质量。联合化疗有效但不能耐受或无意愿继续联合化疗者可考虑维持治疗，可选择原先联合方案中的一个单药化疗维持（如口服卡培他滨、长春瑞滨），激素受体阳性者还可考虑内分泌±靶向治疗维持。

（7）BRCA1/2 胚系致病性或疑似致病性突变的患者，可以选择多聚（ADP-核糖）聚合酶［poly（ADP-ribose）polymerase，PARP］抑制剂（奥拉帕利/talazoparib，其中奥拉帕利已在国内上市，但尚未获批相应适应证）进行治疗，或考虑参加相应临床研究。

（8）对于三阴性乳腺癌，戈沙妥组单抗（sacituzumab govitecan-hziy）是一种重要的靶向治疗选择，已获得美国FDA批准，但尚在中国获批。

3 HER2阳性晚期乳腺癌治疗临床指南

3.1 晚期乳腺癌抗HER2治疗的人群选择

HER2阳性的复发或转移性乳腺癌患者。原发灶和转移灶之间、多次转移灶之间如HER2检测结果不一致的，以最近一次的转移灶检测为准，同时考虑到HER2状态空间和时间的异质性问题，不完全排斥在即使最近一次转移灶检测HER2转阴的情况下，继续谨慎选择抗HER2治疗并持续监测疗效。

3.2 抗HER2单抗使用的注意事项

（1）曲妥珠单抗、帕妥珠单抗：治疗前LVEF<50%。应用前应进行心功能基线评估，对于心血管事件高危人群应尽量避免使用。

（2）应尽量避免同时使用蒽环类等具有协同损害效应的药物。

（3）治疗过程中应定期进行心功能评估，若LVEF较基线下降大于或等于15%或低于正常范围且下降大于等于10%，应暂停抗HER2治疗，于3~4周内复查LVEF，再次评估是否能继续抗HER2治疗。

（4）T-DM1：基线及用药期间应行血小板规范监测，若出现血小板减少应及时减量或停药。出现2级及以上血小板减少时应警惕发展为持续性血小板减少症的可能，若常规升血小板治疗效果不佳，应及时请专科医师会诊并处理。

3.3 晚期乳腺癌抗HER2治疗前谈话

（1）充分告知HER2阳性乳腺癌患者及时进行抗HER2治疗的获益。抗HER2治疗的药物主要包括：曲妥珠单抗及其生物类似药、帕妥珠单抗、伊尼妥单抗、Margetuximab、拉帕替尼、吡咯替尼、奈拉替尼、图卡替尼、T-DM1、DS8201等。

（2）单抗类药物曲妥珠单抗及其生物类似药、帕妥珠单抗、伊尼妥单抗等的总体安全性良好，但有可能影响心脏射血功能和增加充血性心力衰竭的概率；使用TKI类药物（拉帕替尼、吡咯替尼、奈拉替尼、图卡替尼）有腹泻等消化道反应；使用T-DM1有发生血小板减少症的风险；使用DS8201有发生间质性肺病的风险。使用以上药物时需遵医嘱配合定期随访监测（如使用单抗类药物时每3个月复查一次LVEF）。

3.4 晚期乳腺癌抗HER2治疗前准备

（1）准确的HER2检测。必要时将蜡块或白片送往国内广泛认可的医院病理科进行复核。有条件时尽量行转移灶的再次活检，以明确转移灶的HER2状态。

（2）心功能检查（心脏超声或核素扫描，前者应用更普遍）。

（3）签署抗肿瘤治疗知情同意书。

3.5 晚期乳腺癌抗HER2治疗的选择和注意事项

持续的抗HER2治疗是HER2阳性晚期乳腺癌重要的治疗原则。

（1）对于未使用过曲妥珠单抗或符合曲妥珠单抗再使用条件（曲妥珠单抗辅助治疗结束后超过1年以上复发转移的）的患者，应首选以曲妥珠单抗+帕妥珠单抗为基础的一线治疗，优选联合紫杉类。紫杉类联合曲妥珠单抗、帕妥珠单抗双靶一线治疗较紫杉联合曲妥珠单抗可延长PFS和OS。

证据级别：高质量；推荐级别：强推荐。

（2）对于曲妥珠单抗±帕妥珠单抗治疗失败患者，单药T-DM1可延长PFS和OS；吡咯替尼（或奈拉替尼）联合卡培他滨较拉帕替尼联合卡培他滨单药可延长PFS。单纯两种靶向药物的联合（如拉帕替尼联合曲妥珠单抗）也有证据改善OS。专家组推荐，在帕妥珠单抗+曲妥珠单抗辅助治疗结束1年后复发转移乳腺癌，可选的一线解救治疗策略包括：吡咯替尼+卡培他滨、T-DM1，或帕妥珠单抗+曲妥珠单抗+多西他赛等。Margetuximab、图卡替尼和DS8201a在多线治疗后的临床研究中有一定价值，但国内尚未上市，需谨慎选择。

证据级别：高质量；推荐级别：强推荐。

（3）曲妥珠单抗允许进行跨线治疗。

证据级别：高质量；推荐级别：一般推荐。

（4）对于 HR 阳性/HER2 阳性的患者，不能耐受/拒绝化疗或化疗后维持治疗时，可以选用内分泌治疗+抗 HER2（单靶或双靶）治疗，但无明确证据能改善 OS。

证据级别：中等质量；推荐级别：一般推荐。

（5）生物类似药是指在质量、安全性和有效性方面与已获准注册的参照药具有相似性的治疗用生物制品。曲妥珠单抗生物类似药国内已获批，可适当外推用于 HER2 阳性乳腺癌相关的适应证。

（6）对于脑转移的患者，TKI 类药物可优先选择。

（7）多线抗 HER2 治疗失败，无法获得进一步治疗的，建议参加临床研究。

第二节　终末期乳腺癌姑息治疗临床指南

姑息治疗是一门临床学科，通过早期识别、积极评估、控制疼痛和治疗其他疾病相关症状，包括躯体、社会心理和心灵的困扰来预防和缓解身心痛苦，改善因疾病而威胁生命的患者及其家属的生活质量。

1 适应人群

（1）有未控制的肿瘤相关症状，如疼痛、呼吸困难、厌食和恶液质、恶心和呕吐等。

（2）有与肿瘤诊断和治疗相关的中、重度生理和心理问题。

（3）有严重的伴发疾病、精神和社会心理状况。

（4）预期生存时间≤6个月。

（5）患者及家属有了解疾病发展过程和参与治疗决定的需求。

（6）患者及家属有姑息治疗的需求。

2 终末期乳腺癌姑息治疗前谈话

（1）与患者及家属沟通，使他们了解该疾病发展的自然病程和预后，抗肿瘤治疗的意义和可能带来的不良反应及并发症，理解后续治疗的性质和方法。

（2）了解患者及家属对姑息治疗的预期和要求，做出相应的治疗决定并制定具体措施。

（3）治疗过程中反复与患者及家属沟通，及时了解他们的治疗预期和要求的变化。

3 主要措施

（1）提供疼痛控制与其他痛苦症状的临床医疗服

务，使患者尽可能减轻痛苦。

（2）维护和尊重生命，把死亡看作一个正常的过程。不提倡放弃治疗和安乐死，也反对过度治疗。既不刻意加速死亡，也不刻意延缓死亡。

（3）整合患者的精神、心理和心灵为一体，进行姑息照护。

（4）提供支持系统，以帮助患者尽可能以积极的态度生活直到死亡。同时帮助患者家属正确对待患者的疾病过程。运用团队工作满足患者及其家属的整体需求，包括居丧服务与咨询。

（5）同样适用于疾病过程的早中期，主要目的仍然是减轻患者身心痛苦，提高生活质量。

4 肿瘤相关症状的控制

4.1 疼痛

肿瘤晚期疼痛的处理应遵循三阶梯治疗原则，所谓癌痛三阶梯治疗，就是在对疼痛的性质和原因做出正确的评估后，根据患者疼痛程度适当选择相应的镇痛药。即对于轻度疼痛的患者主要选用非阿片类镇痛药±辅助药物；对于中度疼痛的患者主要选用低剂量强阿片类药物±非阿片类镇痛药±辅助药物；对于重度疼痛的患者选用强阿片类药物±非阿片类镇痛药±辅助药物。

（1）按阶梯用药：按阶梯用药是指镇痛药物的选用应根据患者疼痛程度由轻到重，按顺序选择同强度的镇痛药物重度疼痛可以直接从强阿片类药物开始，以使疼痛快速减轻，缓解症状。

（2）按时用药：按时用药是指镇痛药有规律地按规定间隔时间给予，在稳态情况下大多使用控释剂型。每一种镇痛药必须先对患者疼痛的控制进行滴定剂量，由小到大调整至最佳剂量。如果患者在使用镇痛药同时有突发性剧痛，可以在原来的用药剂量上及时给予相应的剂量缓解，并在以后用药时重新滴定患者的总剂量。

（3）口服或无创用药：提倡无创用药，以口服给药为主。在不能口服或口服反应过大的情况下也可选用另外的给药方法。

（4）个体化用药：药物的使用需因人而异，具体分析。

（5）注意具体细节：对用镇痛药的患者要注意监护，密切观察其疼痛的缓解程度和药物的不良反应，并及时采取必要的措施。并且随着疼痛控制及症状缓解，有的患者还可以逐步减少用药剂量而达到最优化治疗。

（6）癌痛管理应达到"4A"目标，即优化镇痛（optimize Analgesia）、优化日常生活（optimize Activities of daily living)、使药物不良反应最小化（minimize Adverse effects）和避免不恰当给药（avoid Aberrant drug taking）。

（7）为了达到4A目标，近年来的指南将小剂量三阶梯药物（如每日剂量≤30 mg的吗啡和每日剂量≤20 mg的羟考酮）划分到第二阶梯，临床上可用小剂量三阶梯药物处理中度癌痛。

麻醉镇痛药的不良反应及处理包括：

（1）总体而言，阿片类药物用于癌性疼痛是安全有效的，但需要使用高剂量麻醉镇痛药的患者或长期使用麻醉镇痛药的患者，会发生一些症状如便秘、嗜睡和尿潴留等；其他症状包括有毒代谢产物蓄积而产生中毒现象，症状包括难治性恶心、嗜睡和瘙痒；神经性中毒症状包括幻觉、谵妄、肌颤和感觉异常；严重时可致呼吸抑制。

（2）治疗和预防这些不良反应的方式包括给予足够的水分及改变麻醉镇痛药的种类，还要停止使用其他会增加不良反应的药物，事先对于预期会发生的不良反应进行预防性处理，对于已经出现的症状做相应的对症处理，并可使用解毒拮抗剂。

（3）谨慎对待脏器功能不全，尤其是肝肾功能不全的患者，麻醉镇痛药的剂量要削减，避免可能发生的代谢产物蓄积造成对机体的伤害。

麻醉镇痛药的耐药性和依赖性包括：

（1）麻醉镇痛药的耐药性：一方面癌症患者因疾病进展导致疼痛的加重而必须增加麻醉镇痛药的剂量，另一方面可能因患者产生耐药性而需要增加先前镇痛药的剂量以达到相同的镇痛效果。此种正常的生理现象机理可能是因麻醉镇痛药受体水平的改变或因代谢产物改变而造成。

（2）生理上的依赖性：对于长期使用麻醉镇痛药的患者，生理上的依赖是常见的正常药理反应。若突然中断麻醉镇痛药或突然减低剂量，或应用麻醉镇痛药的拮抗剂，患者可能会产生戒断现象（如焦躁不安、颤抖、发热、出汗、瞳孔放大、心跳加快、肌肉和腹部痉挛）。此时需要减少或停止麻醉镇痛药，必须以每天10%~20%的速度缓慢递减。

（3）心理上的依赖性（成瘾性）：心理依赖性（成瘾性）是一种用某种物质后产生的心理变态强迫症，结果造成使用者生理、心理和社会学方面的伤害，而且即使发生伤害，使用者仍会强迫性地持续使用药物。实际上，无酒精或药物依赖病史的癌症患者若合理地使用适当的麻醉镇痛药很少出现心理上的成瘾性。

4.2 厌食和恶液质

终末期患者常发生厌食和营养不良，又可称为厌食-恶病质综合征，主要是肿瘤导致的机体代谢功能紊乱，包括细胞因子分泌异常，胰岛素、肾上腺皮质激素代谢紊乱，免疫功能抑制，脂肪和蛋白质分解增加等，也可能源于肿瘤治疗的影响或心理因素。

临床表现包括体质量明显减轻、肌肉萎缩、厌食、乏力、味觉异常、贫血、低蛋白血症、水肿、褥疮及精神萎靡等。

治疗原则主要考虑纠正代谢的异常，适当营养支持，加强心理支持和护理。在具体临床实施中要掌握既不能给予过少营养成分和能量而达不到营养支持的目的，也不能给予太多的支持，特别是对于老年和脏器功能有障碍的患者。

根据实验室检查指标和出入量给予一定的营养物质和能量，建议以肠内营养为主，为纠正水电解质异常或肠内营养不足可适当进行静脉营养，此外固醇类皮质激素、孕激素（甲地孕酮、甲羟孕酮）及胃动力药物等可适当作为辅助治疗。

4.3 恶心和呕吐

（1）明确呕吐原因，如治疗相关性呕吐（如化疗、放疗等）、疾病相关性呕吐（如脑转移、胃肠道梗阻等）。

（2）针对原因进行治疗，如放疗和化疗前预防性给予止吐药物、脑转移者给予脱水、胃肠道梗阻者给予胃肠减压等处理。

（3）非特异性的恶心呕吐给予多巴胺受体拮抗剂或苯二氮卓类药物，尤其适用于焦虑所致的恶心和呕吐。

（4）顽固性恶心和呕吐可持续静脉给药或皮下给药，如可进行多巴胺受体拮抗剂的剂量滴定至最大获益和耐受水平。若恶心仍持续存在，可考虑加用5-羟色胺受体拮抗剂和（或）抗胆碱能药物和（或）抗组胺药物、糖皮质激素、安定类药物甚至大麻类药物。针灸和镇静剂也可以考虑。

（5）注意剧烈呕吐有可能引起上消化道出血，需注意电解质平衡。

4.4 疲乏

疲乏是肿瘤晚期一种很常见的严重症状，几乎所有的晚期患者都有疲乏现象，特别是病情进展至终末期。它能使患者心理和生理承受能力降低，失去正常的生活能力。

临床表现为体力不足、倦怠不适、嗜睡及智能减退，这些严重影响患者的生活质量。疲乏也可能使患者的其他症状如疼痛、抑郁及睡眠障碍等更加严重。

疲乏多数由营养不良、恶病质、药物和放疗、疼痛、情绪和睡眠障碍、水电解质紊乱（如低血钾、低血钠及脱水等）、缺氧、代谢障碍（如肿瘤消耗、血糖变化及酸中毒)、血象过低(如贫血)、心肝肾功能衰竭、内分泌紊乱或感染等引起。

治疗一般先针对病因(如镇痛、抗感染及保护心肝肾功能),纠正不足(如水电解质、血糖、红细胞、白细胞、血小板及血氧),支持治疗中可考虑加用一些肾上腺皮质激素如地塞米松或孕激素甲地孕酮、甲羟孕酮,也可佐以精神兴奋剂如哌甲酯。

4.5 昏迷

昏迷是脑功能严重障碍的一种临床表现,其生命体征尚存而持续性意识丧失,终末期患者尤其是生命时间无多的患者多见。根据对疼痛有无退缩反应、瞳孔反射与角膜反射是否存在等可将昏迷程度分成浅昏迷和深昏迷。

临床表现:① 浅昏迷时,患者意识大部分丧失,无自主活动,受强刺激时,可出现痛苦表情和肢体退缩反应,受到疼痛刺激时可出现防御反射,角膜反射、眼球运动和吞咽反射尚存在,常有病理性反射,可发生尿失禁或尿潴留。② 深昏迷时,患者意识完全消失,所有深浅反射均消失,四肢松弛性瘫痪,仅维持呼吸、循环功能。

肿瘤患者出现昏迷的常见原因为颅脑占位性病变、恶性肿瘤中枢神经系统受侵犯、高热、感染、代谢障碍、电解质紊乱及脑出血等。

癌症患者出现昏迷多数预示病情已晚，预后极差，治疗宜适度。①病因治疗：对颅脑占位性病变，恶性肿瘤中枢神经系统受侵犯行脱水、激素等治疗，高热、感染、代谢障碍、电解质紊乱及脑出血等应针对病因支持治疗，浅昏迷可用局部姑息性放疗。②支持治疗：保证糖分和营养适度，维持静脉通路，纠正酸碱失衡，保持水和电解质的平衡。③加强护理：尽量使患者头部偏向一侧，注意保暖，留置导尿管，保持皮肤干燥清洁，注意防治褥疮。另外，保持呼吸道通畅，缺氧或呼吸困难可给予氧气，有感染时选用合理抗生素，必要时可酌情使用醒脑静等药物。但深昏迷时，患者已无多大痛苦，若家属同意或有要求，可不进行进一步处理。

— 第六章 ————————————

乳腺癌患者随访、康复和中医治疗

第一节 随访和评估

1 随访频率

乳腺癌患者需要根据复发的风险来决定随访的频率，参照建议如下：

（1）术后2年内，每3个月随访1次。

（2）术后3~5年，每6个月随访1次。

（3）术后5年以上，每年随访1次，直至终身。

如有异常情况，应当及时就诊而不拘泥于固定时间。

证据级别：低质量；推荐级别：一般推荐。

2 随访检查项目

随访检查项目的具体内容，见表6-1。

证据级别：低质量；推荐级别：一般推荐。

3　随访评估项目

3.1　上肢功能评估

（1）上肢活动范围：应当在乳腺癌术后 1~2 个月内恢复正常水平。如运动受限，则需要强化功能锻炼或进一步就诊治疗。

表 6-1　随访检查项目

常规检查项目	检查的时间及备注询问病史和体格检查
肝脏、乳腺区域及淋巴引流区超声	根据术后随访频率
血常规、肝肾功能、血脂等实验室检查	根据术后随访频率
乳腺 X 线摄片及胸部 CT	根据术后随访频率
如接受过放射治疗，在放射治疗结束后 6~12 个月开始进行此检查	每 12 个月检查 1 次；如有异常发现，可短期内复查
骨扫描	如出现相关提示症状需排除骨转移者，酌情选择
乳腺 MRI	接受保乳手术患者可选，或作为其他影像学检查的补充

（2）患肢淋巴水肿：接受腋窝手术的乳腺癌患者淋巴水肿评估方法较多，临床主要通过询问患者主观感受或体检并进行多节段臂围测量判断。一般认定患侧上肢周径比对侧上肢周径长 <3 cm 为轻度水肿，3~5 cm 为中度水肿，>5 cm 为重度水肿。

证据级别：中等质量；推荐级别：强推荐。

3.2 并发疾病风险评估

3.2.1 心脑血管事件风险评估

（1）心脏毒性：接受过含蒽环类方案化疗或曲妥珠单抗、帕妥珠单抗等抗 HER2 靶向药物治疗的患者需定期进行心电图及心脏超声检查，蒽环类药物使用后还需考虑心肌酶谱检查。

（2）血脂异常：接受内分泌药物治疗的患者，应当接受血脂情况评估，判断是否存在血脂异常。

3.2.2 骨折事件风险评估

服用第三代芳香化酶抑制剂或卵巢去势的患者需在药物使用前及每年随访时进行骨密度检测及骨折风险评估。

证据级别：中等质量；推荐级别：强推荐。

3.3 生活方式评估

3.3.1 体重评估

第一次随访时，测量患者的身高和体质量。以后每次随访都测量体重。每次测量后计算患者的体重指数（body mass index，BMI），按照《中国成人超重和肥胖症预防控制指南》评价患者的 BMI 是过低、正常、超重或肥胖。

3.3.2 营养与运动

询问患者每日食物摄入情况。推荐使用 24 h 回顾法，连续记录 3 d 饮食量。评价患者的食物摄入量、主要营养素是否符合推荐、膳食结构合理程度。

询问患者每天的体力活动情况，是否有规律地进行快走、慢跑、跳舞、游泳等体育锻炼，如有，询问频率和时间。

3.3.3 其他

询问患者是否吸烟，是否被动吸烟，是否饮酒，如有，询问频率和数量。

询问患者是否使用保健品或膳食补充剂，如有，询问产品名称和频率。

证据级别：中等质量；推荐级别：强推荐。

4 心理和社会支持评估

乳腺癌患者的不良情绪主要集中在自尊降低、焦虑，和抑郁。随访时应当通过问诊和（或）量表等形式对患者的心理状态及社会支持状态进行评估。

证据级别：低质量；推荐级别：一般推荐。

5 性生活和生育评估

乳腺癌治疗和由治疗而引发的不良反应，如乳房切除后自身形象改变、更年期症状提前出现等会在一定程度上影响性生活，而治疗的持续或不良反应也会影响育龄期乳腺癌患者生育功能的康复。因此，需要以问诊和/或量表等形式评估并随访其性生活及生育需求。

证据级别：低质量；推荐级别：一般推荐。

第二节　临床处理和康复指导

1　患侧肢体功能的康复

1.1　循序渐进的患侧上肢功能锻炼

循序渐进方法：①术后1~2 d，练习握拳、伸指、屈腕；②术后3~4 d，练习前臂伸屈运动；③术后5~7 d，患侧的手摸对侧肩、同侧耳；④术后8~10 d，练习肩关节抬高、伸直、屈曲至90°；⑤术后10 d后，肩关节进行爬墙及器械锻炼，一般应在1~2个月内使患侧肩关节功能达到术前或对侧同样的状态。

功能锻炼的达标要求是：2周内患侧上臂能伸直、抬高绕过头顶摸到对侧耳朵。达标后仍需继续进行功能锻炼。

值得注意的是，术后7 d内（尤其腋下引流管拔除前）限制肩关节外展。严重皮瓣坏死者，术后2周内避免大幅度运动。皮下积液或术后1周引流液超过50 mL时应减少练习次数及肩关节活动幅度（限制外展）。植皮及行背阔肌皮瓣乳房重建术后要推迟肩关节运动，避免在术后初期进行过度锻炼。

证据级别：低质量；推荐级别：一般推荐。

1.2 上肢淋巴水肿的预防

（1）预防感染：保持患侧皮肤清洁；不宜在患肢手臂进行有创性的操作，如抽血、输液等；洗涤时戴宽松手套，避免长时间接触有刺激性的洗涤液；避免蚊虫叮咬。

（2）避免高温环境：避免烫伤；患侧手臂不要热敷，沐浴时水温不要过高，避免长时间热浴或桑拿；避免强光照射等高温环境。

（3）避免负重：术后2~4周内避免上肢负重，一般不超过500 g。4周后，需缓慢、逐渐增加肌肉及肌耐力的活动，尤其是抗阻力训练。避免从事重体力劳动或较剧烈的体育活动。

（4）避免上肢近端受压：避免紧身衣、测量血压、患侧卧位。

（5）注意睡姿，保证睡眠质量：平卧位患侧肢体垫高，手臂呈一直线，手掌高度要超过心脏平面；健侧卧位，患肢放于体侧或枕头垫高超过心脏水平。良好的睡眠能够帮助患者放松心情，兴奋迷走神经，激活淋巴系统，预防并改善淋巴水肿。

（6）其他：建议进行患者教育以帮助患者早期识别水肿、了解水肿风险。建议鼓励患者尽快恢复手臂功能；乘坐飞机、长途旅行或是处于高海拔地区时佩戴预防性弹力袖套；在医生指导下进行适当的体育锻炼，避免过度疲劳。

证据级别：低质量；推荐级别：一般推荐。

1.3 上肢淋巴水肿的治疗

包括保守治疗和手术治疗。保守治疗指综合消肿疗法，包括人工淋巴引流、压力绷带治疗、皮肤护理、功能锻炼等，需要多学科共同参与。手术治疗包括淋巴结移植、淋巴管吻合等，疗效尚有待大规模研究证实。如患侧手臂出现红肿热痛、水肿突然加重等症状，应考虑淋巴管炎可能，应及时检查血象并抗炎处理。

证据级别：低质量；推荐级别：一般推荐。

2 并发疾病

2.1 心脑血管事件风险管理

（1）心脏毒性管理：应当充分评估心脏基础疾病，避免心脏毒性药物在此类人群中的使用。可考虑在蒽环类药物治疗同时给予右雷佐生；若疑似存在心功能异常，则可使用血管紧张素转换酶抑制剂、血管紧张素受体阻断剂以及特定 β 受体阻断剂，有助于防止蒽环类药物诱导的心肌病发生。

治疗期间及治疗后随访期间如发现心脏症状体征、心肌酶谱异常或心脏超声异常，应当及时停药并复查，如持续存在异常则需即刻停止使用导致心脏损害的药物并及时给予治疗，并需要多学科专家共同参与诊疗。

（2）血脂管理：生活方式干预有助于预防血脂异常的发生；同时注意定期对血脂进行检测。结合临床病史和（或）危险因素决定是否开始调脂药物治疗。他汀类药物是临床上最常用于调脂的药物，且他汀类药物与内分泌药物间无相互作用。有研究证实，同时使用第三代芳香化酶抑制剂与他汀类药物不仅可降低血脂，还能延长乳腺癌患者的无病生存期。

证据级别：中等质量；推荐级别：强推荐。

2.2 骨折风险管理

应当对所有绝经后及使用第三代芳香化酶抑制剂的患者宣教骨折事件的预防，并进行生活方式干预。骨折风险评估为中高危的患者，除需改善生活方式外，还应及时给予适当的药物（钙剂、维生素 D、双膦酸盐制剂或地舒单抗等），并密切监测骨密度。

证据级别：中等质量；推荐级别：强推荐。

3 生活方式管理

越来越多的循证医学证据表明，乳腺癌患者的生活方式影响预后。乳腺癌患者诊断以后的膳食营养状况、BMI 变化、体力活动状况及吸烟饮酒等个人生活方式相关因素与乳腺癌患者的转移复发、无病生存和死亡率相关。乳腺癌患者长期生存，不仅需要医疗和康复服务，而且需要对日常生活进行指导，帮助乳腺癌患者形成和坚持健康的生活方式，从而提高治疗效果，改善预后，提高生活质量和生存率。

3.1 BMI管理

乳腺癌患者在治疗结束后，应尽量使BMI恢复到正常范围，即BMI在18.5~23.9 kg/m^{2}的范围内，或按照《中国成人超重和肥胖症预防控制指南》达到BMI正常标准。

证据级别：低质量；推荐级别：一般推荐。

3.2 营养与运动

按照"中国居民平衡膳食宝塔"选择食物，安排一日三餐的食物量。推荐富含水果、蔬菜、全谷类食物、禽肉和鱼的膳食结构，减少精制谷物、红肉和加工肉、甜点、高脂奶类制品和油炸薯类食物摄入。

建议乳腺癌患者不吸烟，避免被动吸烟，不饮酒，避免含有酒精的饮料。对于保健食品和膳食补充剂，建议如下：

(1) 应尽量从饮食中获取必要的营养素。

(2) 在临床或生化指标提示营养素缺乏时，才需要考虑在营养师的指导下服用相应的营养素补充剂。

(3) 经营养师评估，当患者无法从食物中摄取足够的营养素，摄入持续下降到只有推荐量的2/3时，可以考虑服用营养素补充剂。

证据级别：低质量；推荐级别：一般推荐。

建议乳腺癌患者在诊断后避免静坐生活方式，尽快恢复诊断以前的日常体力活动；18~64岁的成年人，每周坚持至少150 min的中等强度运动，或者75 min的高强度的有氧运动；力量性的训练每周至少2次。超过65周岁的老年人应尽量按照以上指南进行锻炼，如果患有使行动受限的慢性疾病，则根据医生指导适当调整运动时间与运动强度。

证据级别：低质量；推荐级别：一般推荐。

4　心理和社会支持

4.1　心理支持

医护人员可以在认知、决策、应对技能等方面提升患者的自我控制能力，指导患者合理地运用暗示、宣泄等应对技巧，以增加对于困境的忍耐力。向患者强调保持常态的重要性，帮助患者尽快摆脱患者角色，积极面对生活。

（1）提供充分信息，帮助患者理性接受患病事实。医护人员可参与患者的认知矫正，帮助她们进行适当的反思，减少错误的想法，减轻恐惧。

（2）帮助患者寻找积极的生存目的，重建生活的信心。医护人员必须及时且正确地评估患者当前的期望，包括患者与其家属之间的依赖关系。鼓励患者参加社会活动，提供社会角色恢复的机会。

（3）激发患者的承担意识，协助其有效地控制自我。实施以患者为中心的医疗护理模式，帮助患者充分发挥她们的决策权，激发她们的自我承担意识。

评估中如发现中、重度心理异常患者，需要使用包括药物治疗在内的跨学科综合治疗手段介入并密切随访。

证据级别：低质量；推荐级别：一般推荐。

4.2 社会支持

乳腺癌患者的社会支持网络应涵盖专业支持、家庭支持和同辈支持。

（1）专业支持：以提供医学信息和心理支持为主，可以开设康复课程、专业讲座，设立康复热线、康复值班室、康复网站，出版康复相关的书籍等，同时利用各种新媒体平台、手机应用程序等。

（2）家庭支持：以鼓励家属参与患者的诊治和康复过程为主，可以开设家属信息咨询窗口，为家属提供交流平台等。

（3）同辈支持：以康复病友志愿者的参与为主，可以采用病房探视或新病友座谈会的形式，建议在医护人员的专业指导和监督下进行。

证据级别：低质量；推荐级别：一般推荐。

5 性生活和生育

5.1 性生活

乳腺癌患者健康及适度的性生活有利于身心康复。唯一需要提醒的是严格进行避孕，而避孕方法推荐物理屏障避孕法，避免使用激素类药物避孕法。

（1）要让患者认识到，无论将采用何种治疗手段，经爱抚获得愉悦的能力不会改变。

（2）提醒患者，可试着享受其他感觉性愉悦的方式，伴侣间应该互相帮助，通过触摸和爱抚来达到性高潮。

（3）与伴侣进行关于性问题的交流，或向专业人员咨询。

证据级别：低质量；推荐级别：一般推荐。

5.2 生育及生育功能保留

虽然目前没有证据显示生育会降低乳腺癌患者的预后，但在选择是否生育，以及何时生育时必须充分考虑患者疾病复发的风险和治疗对后代的影响，与患者也要有充分的沟通。以下情况可考虑生育：

（1）乳腺原位癌患者手术和放疗结束后。

（2）淋巴结阴性的乳腺浸润性癌患者手术后2年。

（3）淋巴结阳性的乳腺浸润性癌患者手术后5年。

（4）需要辅助内分泌治疗的患者，在受孕前3个月停止内分泌治疗直至生育后哺乳结束，再继续内分泌治疗。

在全身治疗前应当考虑生育功能保留的手段实施，目前较为广泛使用的手段包括：胚胎冻存、冻卵、低温保存卵巢组织。使用促性腺激素释放激素类似物用于化疗期间卵巢功能保护的疗效尚待大规模临床研究证实。

证据级别：低质量；推荐级别：一般推荐。

第三节　乳腺癌的中医药治疗

乳腺癌属于中医"乳岩"范畴，是最常见的危害生命健康的重要癌症之一，随着现代医学的发展和新型药物的不断出现，其治疗有效率与生存率有了显著提高。中医药在乳腺癌的综合治疗中占有一定的地位，现已证实中医药可以改善患者的症状，协同提高手术后恢复，减轻放疗、化疗、内分泌治疗、分子靶向治疗和分子免疫治疗的不良反应，并增加其疗效，调节患者的免疫功能和体质状况，防治肿瘤及肿瘤治疗相关的并发症，预防复发转移，提升生存质量，有延长生存期的可能，是乳腺癌治疗的重要辅助手段。

根据乳腺癌的发病机制和特点，结合转移辨证论治与"因人制宜"的方法，临床上主张"分期辨证"治疗，即采用围手术期、围化疗期、围放疗期和巩固

（康复）期几个阶段，以"扶正""祛邪"为治疗总则，涵盖乳腺癌治疗的全病程期。

关于乳腺癌中医治疗的适宜人群是有明确指南的，对于具备西医治疗条件的患者以西医治疗为主、中医治疗为辅的中西医结合治疗方式；对于不适合或者不愿意接受西医治疗的患者，可采用单纯的中医治疗方式，其中临床无肿瘤康复期和晚期肿瘤姑息安宁疗护期，中医治疗是有益的补充。

中医治疗乳腺癌的手段目前临床主要包括中药汤剂、中药颗粒剂、中成药、中药注射剂、外用制剂以及非药物治疗（如气功、针灸）等，其中中药汤剂占主要地位，因为可以因人、因时、因地制宜地针对乳腺癌的症状以及相关治疗后状态进行辨证施治。关于所谓的民间经方或验方，尚需谨慎对待。

中医对乳腺肿瘤讲究"治未病"的预防思想，即未病先防，既病防变。对于一些亚健康人群、高危人群（含乳腺肿瘤），中医药在临床也时有运用汤药和成药（如小金丸，西黄丸等）治疗，随着研究的深入，证据类别有望提高。

另外，在中医非药物治疗乳腺疾患中有几项工作是要做的：一是中医历来注重乳腺癌患者的情志调养，改善患者的心理承受能力和身心状态，这对于乳腺癌患者的康复是有临床积极意义的；二是可配合适当的功能锻炼（如太极拳，瑜伽，五禽戏等）有助于康复；三是饮食疗法，乳腺癌发病本身与饮食有一定的关联，合理的膳食调摄是人体每天养分的必需也是治疗的一部分，中医尚有药膳特色。

值得一提的是在乳腺癌的治疗过程中我们既要相信中医药的疗效，但也不可迷信其功效。

证据级别：低质量；推荐级别：一般推荐。

附录

附录一 推荐对乳腺癌患者进行 BRCA 基因检测的专家共识

表7-1 推荐对乳腺癌患者进行BRCA基因检测的专家共识

•家族中有已知的BRCA1/2基因有害突变
•乳腺癌病史符合以下条件：确诊年龄≤45岁 确诊年龄46~50岁 ▶第二原发乳腺癌 ▶≥1位直系亲属确诊乳腺癌，其确诊年龄不限 ▶≥1位直系亲属确诊高级别前列腺癌（Gleason分值≥7分） ▶有限或未知家族史三阴性乳腺癌确诊年龄≤60岁 年龄不限，但符合以下一项条件 ▶≥1位直系亲属且满足：乳腺癌确诊年龄≤50岁，或卵巢癌，或男性乳腺癌，或转移性前列腺癌，或胰腺癌 ▶≥2位患者或直系亲属确诊乳腺癌 •卵巢癌病史 •男性乳腺癌病史 •胰腺癌病史 •转移性前列腺癌病史

•任何年龄的高级别前列腺癌病史（Gleason分值≥7分）并且符合以下1项条件：

▶≥1位直系亲属确诊卵巢癌、胰腺癌或转移性前列腺癌，确诊年龄不限或乳腺癌确诊年龄≤50岁

▶≥2位直系亲属确诊乳腺癌、前列腺癌（任何级别），确诊年龄不限

•肿瘤中发现BRCA1/2有害突变且胚系突变状态未明

•无论家族史，BRCA突变相关癌症受益于靶向治疗，如卵巢癌/HER2阴性的转移性乳腺癌PARP抑制剂治疗，前列腺癌铂类药物化疗

•不符合以上标准但有≥1位一级或二级亲属符合以上任何一条的个体。对于未携带者（BRCA1/2有害突变）检测结果的解读是有局限性的，需要充分讨论

注：符合以上标准中1条或多条即应考虑进一步的风险评估、遗传咨询，以及基因检测和管理。仅有家族史个体应慎重解读基因检测结果，因其可能存在明显局限性。

附录二 VNPI

表 7-2 VNPI

VNPI=A+B+C+D
A＝肿瘤大小
1：≤15 mm
2：16~40 mm
3：≥41 mm
B＝切缘情况
1：≥10 mm
2：1~9 mm
3：<1 mm
C＝细胞核分级
1：低级
2：中级
3：高级
D＝年龄

続表

| 1：≥60岁 |
| 2：40~59岁 |
| 3：<40岁 |

附录三 乳腺癌常用的辅助/新辅助治疗方案*

1 HER2阴性乳腺癌辅助/新辅助治疗方案

TAC方案

多西他赛75 mg/m² iv 第1天

多柔比星50 mg/m² iv 第1天

环磷酰胺500 mg/m² iv 第1天

21 d为1个周期，共6个周期

（所有周期均用G-CSF/PEG-rhG-CSF支持）

剂量密集AC/EC→P（每两周1次）

多柔比星60 mg/m² iv 第1天

或表柔比星90~100 mg/m² iv 第1天

环磷酰胺600 mg/m² iv 第1天

14 d为1个周期，共4个周期

序贯以

紫杉醇175 mg/m² iv 3 h 第1天——14 d为1个周

乳腺癌

第七章 附录

111

期，共4个周期

（所有周期均用G-CSF/PEG-rhG-CSF支持）

剂量密集AC/EC→P（每周1次）

多柔比星60 mg/m² iv第1天

或表柔比星90~100 mg/m² iv第1天

环磷酰胺600 mg/m² iv第1天

14 d为1个周期，共4个周期（用G-CSF/PEG-rhG-CSF支持）

序贯以

紫杉醇80 mg/m² iv 1 h第1天——7 d 1次，共12次

AC/EC→P/T方案

多柔比星60 mg/m² iv第1天

或表柔比星90~100 mg/m² iv第1天

环磷酰胺600 mg/m² iv第1天

21 d为1个周期，共4个周期

序贯以

紫杉醇80 mg/m² iv 1 h第1天——7 d 1次，共12次

或多西他赛100 mg/m² iv第1天——21 d为1个周期，共4个周期

TC方案（用于辅助治疗）

多西他赛75 mg/m² iv 第1天

环磷酰胺600 mg/m² iv 第1天

21 d为1个周期，共4~6个周期

AC方案

多柔比星60 mg/m² iv 第1天

环磷酰胺600 mg/m² iv 第1天

21 d为1个周期，共4个周期

EC方案

表柔比星100 mg/m² iv 第1天

环磷酰胺830 mg/m² iv 第1天

21 d为1个周期，共4个周期

PCb方案

紫杉醇80 mg/m²，第1、8、15天

卡铂AUC=6第1天，或AUC=2第1、8、15天

21 d为1个周期，共4~6个周期

TCb方案

多西他赛75 mg/m²第1天

卡铂AUC=6 第1天

21 d 为 1 个周期，共 4~6 个周期

辅助强化治疗方案

（1）XT→XEC 方案（用于三阴性乳腺癌）

多西他赛 75 mg/m^2 iv 第 1 天

卡培他滨 1 000 mg/m^2 po bid 第 1~14 天

21 d 为 1 个周期，共 4 个周期

序贯以

表柔比星 75 mg/m^2 iv 第 1 天

环磷酰胺 600 mg/m^2 iv 第 1 天

卡培他滨 1 000 mg/m^2 po bid 第 1~14 天

21 d 为 1 个周期，共 4 个周期

（2）标准化疗结束后 X 强化（用于三阴性乳腺癌）

卡培他滨 650 mg/m^2 po bid，连续口服 1 年

（3）新辅助未达 pCR 后 X 强化（用于三阴性乳腺癌和淋巴结残留阳性 ER 阳性/HER2 阴性乳腺癌）

卡培他滨 1 250 mg/m^2 po bid，第 1~14 天，共 8 个周期

（4）奥拉帕利强化（用于致病/疑似致病 gBRCA 突变高危乳腺癌，尚未获得辅助治疗适应证）

奥拉帕利 300 mg po bid，连续口服 1 年

ER 阳性/HER2 阴性患者的新辅助内分泌治疗：绝

经后患者通常使用AI进行新辅助内分泌治疗；绝经前患者除非进入临床研究或有化疗禁忌（可选OFS+AI/氟维司群），不应常规进行新辅助内分泌治疗。

2　HER2阳性乳腺癌辅助/新辅助治疗方案

AC/EC→PH

多柔比星60 mg/m^2 iv 第1天

或表柔比星90~100 mg/m^2 iv 第1天

环磷酰胺600 mg/m^2 iv 第1天

21 d为1个周期，共4个周期

序贯以

紫杉醇80 mg/m^2 iv 1 h 第1天

曲妥珠单抗2 mg/kg（首次剂量4 mg/kg）第1天

7 d 1次，共21次

而后曲妥珠单抗6 mg/kg，每3周1次，完成1年

每3个月监测心功能

剂量密集AC/EC→PH方案

多柔比星60 mg/m^2 iv 第1天

或表柔比星90~100 mg/m^2 iv 第1天

环磷酰胺600 mg/m^2 iv 第1天

14 d为1个周期，共4个周期

序贯以

紫杉醇175 mg/m² iv 3 h 第1天，14 d 为1个周期，共4个周期

（所有周期均用 G-CSF/PEG-rhG-CSF 支持）

同时采用曲妥珠单抗，首次剂量4 mg/kg，

之后为2 mg/kg，每周1次，共1年

也可在紫杉醇结束后用曲妥珠单抗，首次剂量8 mg/kg，之后6 mg/kg，

每3周1次，完成1年

在基线、3、6和9个月时监测心功能

AC/EC→TH 方案

多柔比星60 mg/m² iv 第1天

或表柔比星90~100 mg/m² iv 第1天

环磷酰胺600 mg/m² iv 第1天

21 d 为1个周期，共4个周期

序贯以

多西他赛100 mg/m² iv 第1天

曲妥珠单抗2 mg/kg（首次剂量4 mg/kg）

第1、8、15天

21 d 为1个周期，共4个周期

而后曲妥珠单抗6 mg/kg，每3周1次，完成1年

每3个月监测心功能

TCbH方案

多西他赛75 mg/m² iv 第1天

卡铂AUC=6 iv 第1天

曲妥珠单抗6 mg/kg（首次剂量8 mg/kg）第1天

21 d为1个周期，共6个周期

而后曲妥珠单抗6 mg/kg，每3周1次，完成1年

每3个月监测心功能

AC/EC→THP方案

多柔比星60 mg/m² iv 第1天

或表柔比星90~100 mg/m² iv 第1天

环磷酰胺600 mg/m² iv 第1天

21 d为1个周期，共4个周期

序贯以

多西他赛75~100 mg/m² iv 第1天

或紫杉醇80 mg/m² iv 1 h 第1、8、15天

曲妥珠单抗6 mg/kg（首次剂量8 mg/kg）第1天

帕妥珠单抗420 mg iv（首次剂量840 mg）第1天

21 d为1个周期，共4个周期

而后曲妥珠单抗6 mg/kg，帕妥珠单抗420 mg，每3周1次，完成1年

每3个月监测心功能

剂量密集 AC/EC→THP 方案

多柔比星 60 mg/m² iv 第 1 天

或表柔比星 90~100 mg/m² iv 第 1 天

环磷酰胺 600 mg/m² iv 第 1 天

14 d 为 1 个周期，共 4 个周期（用 G-CSF/PEG-rhG-CSF 支持）

序贯以

多西他赛 75~100 mg/m² iv 第 1 天

或紫杉醇 80 mg/m² iv 1 h 第 1、8、15 天

曲妥珠单抗 6 mg/kg（首次剂量 8 mg/kg）第 1 天

帕妥珠单抗 420 mg（首次剂量 840 mg）iv 第 1 天

21 d 为 1 个周期，共 4 个周期

而后曲妥珠单抗 6 mg/kg，帕妥珠单抗 420 mg，每 3 周 1 次，完成 1 年

每 3 个月监测心功能

TCbHP 方案

多西他赛 75 mg/m² iv 第 1 天

卡铂 AUC=6 iv 第 1 天

曲妥珠单抗 6 mg/kg（首次剂量 8 mg/kg）第 1 天

帕妥珠单抗 420 mg（首次剂量 840 mg）iv 第 1 天

21 d 为 1 个周期，共 6 个周期

而后曲妥珠单抗 6 mg/kg，帕妥珠单抗 420 mg，每 3 周 1 次，完成 1 年

每 3 个月监测心功能

wTH 方案（用于辅助治疗）

紫杉醇 80 mg/m² iv 1 h 第 1 天

曲妥珠单抗 2 mg/kg（首次剂量 4 mg/kg）iv 第 1 天

7d 1 次，共 12 次

而后曲妥珠单抗 6 mg/kg，每 3 周 1 次，完成 1 年

每 3 个月监测心功能

TC+H 方案（用于辅助治疗）

多西他赛 75 mg/m² iv 第 1 天

环磷酰胺 600 mg/m² iv 第 1 天

曲妥珠单抗 6 mg/kg（首次剂量 8 mg/kg）第 1 天

21 d 为 1 个周期，共 4 个周期

而后曲妥珠单抗 6 mg/kg，每 3 周 1 次，完成 1 年

每 3 个月监测心功能

辅助强化治疗方案（用于高风险 HER 阳性乳腺癌特别是 ER+ 患者）

在含曲妥珠单抗治疗完成后，奈拉替尼 240 mg po qd，共 1 年

* 以上辅助治疗中，白蛋白结合型紫杉醇在出于医学上的必要性时（如减少过敏反应等）可尝试替代紫杉醇或多西他赛，但使用时周疗剂量不应超过 125 mg/m²。

附录四 复发或转移性乳腺癌常用的化疗和靶向治疗方案

1 HER2 阴性乳腺癌常用的化疗和靶向治疗方案

（1）单药治疗

蒽环类药物

多柔比星 60~75 mg/m² iv 第 1 天

21 d 为 1 个周期

或多柔比星 20 mg/m² iv 每周 1 次

表柔比星 60~90 mg/m² iv 第 1 天

21 d 为 1 个周期

脂质体多柔比星 50 mg/m² iv 第 1 天

28 d 为 1 个周期

紫杉类药物

紫杉醇 175 mg/m² iv 第 1 天

21 d为1个周期

或紫杉醇80 mg/m^2 iv 每周1次

多西他赛60~100 mg/m^2 iv 第1天

21 d为1个周期

白蛋白结合型紫杉醇100~150 mg/m^2 iv

第1、8、15天

28 d为1个周期

或白蛋白结合型紫杉醇260 mg/m^2 iv 第1天

21 d为1个周期

抗代谢类药物

卡培他滨1 000~1 250 mg/m^2 po bid 第1~14天

21 d为1个周期

吉西他滨800~1 200 mg/m^2 iv 第1、8、15天

28 d为1个周期

其他微管类抑制剂

长春瑞滨25 mg/m^2 iv 每周1次或50 mg po

第1、8、15天

艾立布林1.4 mg/m^2 iv 第1、8天

21 d为1个周期

优替德隆30 mg/m^2 iv 第1~5天 21 d为1个周期

铂类药物（可用于三阴性乳腺癌或已知BRCA1/2突变乳腺癌）

顺铂75 mg/m² iv第1天或25 mg/m² iv第1~3天

21 d为1个周期

卡铂AUC=5~6 iv第1天

21~28 d为1个周期

PARP抑制剂（可用于已知BRCA1/2突变乳腺癌，国内尚未获批适应证）

奥拉帕利300 mg po bid

抗TROP2 ADC（可用于三阴性乳腺癌，国内尚未获批上市）

戈沙妥珠单抗（sacituzumab govitecan-hziy）10 mg/kg iv第1、8天

21 d为1个周期

（2）联合治疗

XT方案

多西他赛75 mg/m² iv第1天

或白蛋白结合型紫杉醇100~150 mg/m² iv第1天

每周1次

卡培他滨1 000 mg/m² po bid第1~14天

21 d为1个周期

GT方案

紫杉醇175 mg/m² iv 第1天

吉西他滨1 000~1 250 mg/m² iv 第1、8天

21 d 为1个周期

NX方案

长春瑞滨25 mg/m² iv 第1、8天或 40 mg po 第1、8、15天

卡培他滨1 000 mg/m² po bid 第1~14天

21 d 为1个周期

GP方案（可用于三阴性乳腺癌）

吉西他滨1 000~1 250mg/m² iv 第1、8天

顺铂75 mg/m² iv 第1天或 25 mg/m² iv 第1~3天

21 d 为1个周期

GC方案（可用于三阴性乳腺癌）

吉西他滨1 000 mg/m² iv 第1、8天

卡铂AUC=2 iv 第1、8天

21 d 为1个周期

AP方案（可用于三阴性乳腺癌）

白蛋白结合型紫杉醇 125 mg/m² iv 第1、8天

顺铂 75 mg/m² iv 第1天或 25 mg/m² iv 第1~3天

21 d 为 1 个周期

NP 方案（可用于三阴性乳腺癌）

长春瑞滨 25 mg/m² iv 第1、8天

顺铂 75 mg/m² iv 第1天或 25 mg/m² iv 第1~3天

或卡铂 AUC=2 iv 第1、8天

21 d 为 1 个周期

PC 方案

紫杉醇 175 mg/m² iv 第1天

或白蛋白结合型紫杉醇 125 mg/m² iv 第1、8天

卡铂 AUC=5~6 第1天，或 AUC=2 iv 第1、8天

21 d 为 1 个周期

紫杉醇+贝伐珠单抗（贝伐珠单抗国内尚未获批适应证）

紫杉醇 90 mg/m² iv 第1、8、15天

贝伐珠单抗 10 mg/kg 第1、15天

28 d 为 1 个周期

含 PD-1/PD-L1 抗体免疫治疗方案（可用于三阴

性乳腺癌，国内尚未获批适应证）

① 阿替利珠单抗+白蛋白结合型紫杉醇

（当PD-L1 SP142阳性，即IC≥1%时）

阿替利珠单抗840 mg iv第1、15天

白蛋白结合型紫杉醇100 mg/m² iv第1、8、15天

28 d为1个周期

② 帕博利珠单抗+化疗（当PD-L1 22C3 CPS≥10时）

帕博利珠单抗200 mg iv第1天，21 d为1个周期

白蛋白结合型紫杉醇100 mg/m² iv

第1、8、15天，28 d为1个周期

或紫杉醇90 mg/m² iv第1、8、15天，28 d为1个周期

或吉西他滨1 000 mg/m² iv第1天+卡铂AUC=2 iv第1、8天，21 d为1个周期

2 HER2阳性乳腺癌常用的化疗和靶向治疗方案

THP方案

多西他赛75 mg/m² iv第1天

或白蛋白结合型紫杉醇100~150 mg/m² iv第1天 每周1次

或紫杉醇80 mg/m² iv第1天每周1次

曲妥珠单抗首次剂量8 mg/kg，之后为6 mg/kg iv

第1天

帕妥珠单抗首次剂量840 mg，之后为420 mg iv 第1天

21 d为1个周期

TXH方案

多西他赛75 mg/m^2 iv第1天

卡培他滨1 000 mg/m^2 po bid第1~14天

曲妥珠单抗首次剂量8 mg/kg，之后为6 mg/kg iv 第1天

21 d为1个周期

TH方案

白蛋白结合型紫杉醇100~150 mg/m^2 iv第1天

曲妥珠单抗首次剂量4 mg/kg，之后为2 mg/kg iv 第1天

7 d为1个周期

或

多西他赛75 mg/m^2 iv第1天

曲妥珠单抗首次剂量8 mg/kg，之后为6 mg/kg iv 第1天

21 d为1个周期

NH方案

长春瑞滨30 mg/m² iv 第1、8天

曲妥珠单抗首次剂量4 mg/kg，之后为2 mg/kg iv 第1天

21d为1个周期

或

长春瑞滨25 mg/m² iv 第1、8、15天

曲妥珠单抗或伊尼妥单抗首次剂量4 mg/kg，之后为2 mg/kg iv 第1天

28 d为1个周期

XH方案

卡培他滨1 000~1 250 mg/m² po bid 第1~14天

曲妥珠单抗首次剂量8 mg/kg，之后为6 mg/kg iv 第1天

21 d为1个周期

PCbH

紫杉醇175 mg/m² iv 第1天

或白蛋白结合型紫杉醇125 mg/m² iv 第1、8天

卡铂AUC=5~6 第1天，或AUC=2 iv 第1、8天

曲妥珠单抗首次剂量8 mg/kg，之后为6 mg/kg iv 第1天

21 d为1个周期

吡咯替尼+卡培他滨方案

吡咯替尼 400 mg po qd

卡培他滨 1 000 mg/m² po bid第1~14天

21 d为1个周期

奈拉替尼+卡培他滨方案

奈拉替尼 240 mg po qd第1~21天

卡培他滨 750 mg/m² po bid第1~14天

21 d为1个周期

拉帕替尼+卡培他滨

拉帕替尼 1 250 mg po qd

卡培他滨 1 000 mg/m² po bid第1~14天

21 d为1个周期

拉帕替尼+曲妥珠单抗

拉帕替尼 1 000 mg po qd

曲妥珠单抗首次剂量8 mg/kg，之后为6 mg/kg iv
第1天

21 d为1个周期

T-DM1单药

3.6 mg/kg iv第1天

21 d为1个周期

DS8201（国内尚未获批上市）

5.4 mg/kg iv第1天

21 d为1个周期

参考文献

[1] SUNG H，FERLAY J，SIEGEL R L，et al. Global cancer statistics 2020：GLOBOCAN estimates of incidence and mortality worldwide for 36 cancers in 185 countries[J]. Ca Cancer J Clin，2021，71（3）：209-249.

[2] ZHANG S，SUN K，ZHENG R，et al. Cancer incidence and mortality in China，2015[J]. J Nat Cancer Center，2021，1（1）：2-11.

[3] 陈万青，郑荣寿. 中国女性乳腺癌发病死亡和生存状况[J]. 中国肿瘤临床，2015，13：668-674.

[4] 黄哲宙，陈万青，吴春晓，等. 北京、上海、林州和启东地区女性乳腺癌发病及死亡的时间趋势[J]. 肿瘤，2012，（8）：605-608.

[5] LI ZS，YAO L，LIU YQ，OUYANG T，et al. Breast cancer subtypes and survival in chinese women with operable primary breast cancer[J]. Chin J Cancer Res，2011，23（2）：134-19.

[6] 鲍萍萍，彭鹏，顾凯，等. 不同分子分型乳腺癌长期预后及治疗对预后的影响：上海乳腺癌生存研究[J]. 中华外科杂志，2015，53（12）：928-934.

[7] WILD C P，WEIDERPASS E，STEWART B W. World cancer report：cancer research for cancer prevention[M]. IARC Press，Lyon 2020.

[8] WHO Classification of Tumours Editorial Board. Breast tumours [M]. 5th ed. Lyon：International Agency for Research on Cancer，2019.

[9] NCCN Clinical Practice Guideline in OncologyTM. Breast Cancer. 2014 National Comprehensive Cancer Network[EB / OL]. https：//www.nccn.org/guidelines/nccn-guidelines/guidelinesdetail？category=1&id=1419[2021-09-02].

[10] American Joint Committee on Cancer. AJCC cancer staging handbook[M]. 7th ed. Chicago: Springer, 2010.

[11] BUCHHOLZ T A, SOMERFIELD M R, GRIGGS J J, et al. Margins for breast-conserving surgery with whole-breast irradiation in stage Ⅰ and Ⅱ invasive breast cancer: American Society of Clinical Oncology endorsement of the Society of Surgical Oncology/American Society for Radiation Oncology consensus guideline[J]. J Clin Oncol, 2014, 32 (14): 1502-1506.

[12] KUNKLER I H, WILLIAMS L J, JACK W J, et al. Breast conserving surgery with or without irradiation in women aged 65 years or older with early breast cancer (PRIME Ⅱ): a randomised controlled trial[J]. Lancet Oncol, 2015, 16 (3): 266-273.

[13] GIULIANO A E, MCCALL L, BEITSCH P, et al. Locoregional recurrence after sentinel lymph node dissection with or without axillary dissection in patients with sentinel lymph node metastases: the American College of Surgeons Oncology Group Z0011 randomized trial[J]. Ann Surg, 2010, 252 (3): 426-432; discussion 432.

[14] DONKER M, VAN TIENHOVEN G, STRAVER M E, et al. Radiotherapy or surgery of the axilla after a positive sentinel node in breast cancer (EORTC 10981-22023 AMAROS): a randomised, multicentre, open-label, phase 3 non-inferiority trial[J]. Lancet Oncol, 2014, 15 (12): 1303-1310.

[15] MORAN M S, SCHNITT S J, GIULIANO A E, et al. Society of Surgical Oncology-American Society for Radiation Oncology consensus guideline on margins for breast-conserving surgery with whole-breast irradiation in stages Ⅰ and Ⅱ invasive breast cancer[J]. J Clin Oncol, 2014, 32 (14): 1507-1515.

[16] EARLY BREAST CANCER TRIALISTS' COLLABORATIVE GROUP (EBCTCG). Long-term outcomes for neoadjuvant

versus adjuvant chemotherapy in early breast cancer: meta-analysis of individual patient data from ten randomised trials [J]. Lancet Oncol, 2018, 19 (1): 27-39.

[17] GIANNI L, PIENKOWSKI T, IM Y H, et al. 5-year analysis of neoadjuvant pertuzumab and trastuzumab in patients with locally advanced, inflammatory, or early-stage HER2-positive breast cancer (NeoSphere): a multicentre, open-label, phase 2 randomised trial[J]. Lancet Oncol, 2016, 17 (6): 791-800.

[18] SIKOV W M, BERRY D A, PEROU C M, et al. Impact of the addition of carboplatin and/or bevacizumab to neoadjuvant once-per-week paclitaxel followed by dose-dense doxorubicin and cyclophosphamide on pathologic complete response rates in stage II to III triple-negative breast cancer: CALGB 40603 (Alliance) [J]. J Clin Oncol, 2015, 33 (1): 13-21.

[19] ADAMS S, LOI S, TOPPMEYER D, et al. Pembrolizumab monotherapy for previously untreated, PD-L1-positive, metastatic triple-negative breast cancer: cohort B of the phase II KEYNOTE-086 study[J]. Ann Oncol, 2019, 30 (3): 405-411.

[20] ADAMS S, SCHMID P, RUGO H S, et al. Pembrolizumab monotherapy for previously treated metastatic triple-negative breast cancer: cohort A of the phase II KEYNOTE-086 study [J]. Ann Oncol, 2019, 30 (3): 397-404.

[21] GOETZ M P, TOI M, CAMPONE M, et al. MONARCH 3: Abemaciclib as initial therapy for advanced breast cancer[J]. J Clin Oncol, 2017, 35 (32): 3638-3646.

[22] ROBSON M, IM S A, SENKUS E, et al. Olaparib for metastatic breast cancer in patients with a germline BRCA mutation [J]. N Engl J Med, 2017, 377 (6): 523-533.

[23] SLEDGE G W Jr, TOI M, NEVEN P, et al. MONARCH 2:

abemaciclib in combination with fulvestrant in women with HR +/HER2 – advanced breast cancer who had progressed while receiving endocrine therapy[J]. J Clin Oncol, 2017, 35 (25): 2875-2884.

[24] SCHMID P, ADAMS S, RUGO H S, et al. Atezolizumab and nab-paclitaxel in advanced triple-negative breast cancer[J]. N Engl J Med, 2018, 379 (22): 2108-2121.

[25] TRIPATHY D, IM S A, COLLEONI M, et al. Ribociclib plus endocrine therapy for premenopausal women with hormone receptor-positive, advanced breast cancer (MONALEESA-7): a randomised phase 3 trial[J]. Lancet Oncol, 2018, 19 (7): 904-915.

[26] TURNER N C, SLAMON D J, RO J, et al. Overall survival with palbociclib and fulvestrant in advanced breast cancer[J]. N Engl J Med, 2018, 379 (20): 1926-1936.

[27] BLOKE J, KROEP J R, MEERSHOEK-KLEIN KRANEN-BARG E, et al. Optimal duration of extended adjuvant endocrine therapy for early breast cancer: results of the IDEAL trial (BOOG 2006-05) [J]. J Natl Cancer Inst, 2018, 110 (1): 40-48.

[28] BURSTEIN H J, LACCHETTI C, ANDERSON H, et al. Adjuvant endocrine therapy for women with hormone receptor positive breast cancer: ASCO clinical practice guideline focused update[J]. J Clin Oncol, 2019, 37 (5): 423-438.

[29] FRANCIS P A, PAGANI O, FLEMING G F, et al. Tailoring adjuvant endocrine therapy for premenopausal breast cancer[J]. N Engl J Med, 2018, 379 (2): 122-137.

[30] GNANT M, MLINERITSCH B, STOEGER H, et al. Zoledronic acid combined with adjuvant endocrine therapy of tamoxifen versus anastrozol plus ovarian function suppression in premenopausal early breast cancer: final analysis of the

Austrian Breast and Colorectal Cancer Study Group trial 12[J].
Ann Oncol, 2015, 26 (2): 313-320.

[31] MAMOUNAS E P, BANDOS H, LEMBERSKY B C, et al.
Use of letrozole after aromatase inhibitor-based therapy in post-
menopausal breast cancer (NRG Oncology/NSABP B-42): a
randomised, double-blind, placebo-controlled, phase 3 tri-
al[J]. Lancet Oncol, 2019, 20 (1): 88-99.

[32] METZGER FILHO O, GIOBBIE-HURDER A, MALLON E,
et al. Relative effectiveness of letrozole compared with tamoxi-
fen for patients with lobular carcinoma in the BIG 1-98 trial[J].
J Clin Oncol, 2015, 33 (25): 2772-2779.

[33] PAN H C, GRAY R, BRAYBROOKE J, et al. 20-year risks
of breast-cancer recurrence after stopping endocrine therapy at
5 years[J]. N Engl J Med, 2017, 377 (19): 1836-1846.

[34] BLUM J L, FLYNN P J, YOTHERS G, et al. Anthracyclines
in early breast cancer: the ABC trials-USOR 06-090,
NSABP B-46-I/USOR 07132, and NSABP B-49 (NRG on-
cology) [J]. J Clin Oncol, 2017, 35 (23): 2647-2655.

[35] CARDOSO F, VAN'T VEER L J, BOGAERTS J, et al. 70-
gene signature as an aid to treatment decisions in early-stage
breast cancer[J]. N Engl J Med, 2016, 375 (8): 717-729.

[36] Early Breast Cancer Trialists' Collaborative Group
(EBCTCG) . Adjuvant bisphosphonate treatment in early
breast cancer: meta-analyses of individual patient data from
randomised trials[J]. Lancet, 2015, 386 (10001): 1353-
1361.

[37] EARLY BREAST CANCER TRIALISTS' COLLABORATIVE
GROUP (EBCTCG) . Increasing the dose intensity of chemo-
therapy by more frequent administration or sequential schedul-
ing: a patient-level meta-analysis of 37 298 women with early
breast cancer in 26 randomised trials[J]. Lancet, 2019, 393

（10179）：1440-1452.

[38] LOIBL S，WEBER K E，TIMMS K M，et al. Survival analysis of carboplatin added to an anthracycline/taxane-based neoadjuvant chemotherapy and HRD score as predictor of response-final results from GeparSixto[J]. Ann Oncol，2018，29（12）：2341-2347.

[39] MASUDA N，LEE S J，OHTANI S，et al. Adjuvant capecitabine for breast cancer after preoperative chemotherapy [J]. N Engl J Med，2017，376（22）：2147-2159.

[40] MOORE H C，UNGER J M，PHILLIPS K A，et al. Goserelin for ovarian protection during breast-cancer adjuvant chemotherapy [J]. N Engl J Med，2015，372（10）：923-932.

[41] NITZ U，GLUZ O，CLEMENS M，et al. West German study Plan B trial：adjuvant four cycles of epirubicin and cyclophosphamide plus docetaxel versus six cycles of docetaxel and cyclophosphamide in HER2-negative early breast cancer [J]. J Clin Oncol，2019，37（10）：799-808.

[42] SPARANO J A，GRAY R J，MAKOWER D F，et al. Adjuvant chemotherapy guided by a 21-gene expression assay in breast cancer[J]. N Engl J Med，2018，379（2）：111-121.

[43] PROWELL T M，BEAVER J A，PAZDUR R. Residual disease after neoadjuvant therapy - developing drugs for high-risk early breast cancer[J]. N Engl J Med，2019，380（7）：612-615.

[44] SPARANO J A，GRAY R J，RAVDIN P M，et al. Clinical and genomic risk to guide the use of adjuvant therapy for breast cancer[J]. N Engl J Med，2019，380（25）：2395-2405.

[45] EARL H M，HILLER L，VALLIER A L，et al. 6 versus 12 months of adjuvant trastuzumab for HER2-positive early breast cancer（PERSEPHONE）：4-year disease-free survival results of a randomised phase 3 non-inferiority trial[J]. Lancet，

乳腺癌

参考文献

135

2019, 393 (10191): 2599-2612.

[46] MARTIN M, HOLMES F A, EJLERTSEN B, et al. Neratinib after trastuzumab-based adjuvant therapy in HER2-positive breast cancer (ExteNET): 5-year analysis of a randomised, double-blind, placebo-controlled, phase 3 trial[J]. Lancet Oncol, 2017, 18 (12): 1688-1700.

[47] VON MINCKWITZ G, HUANG C S, MANO M S, et al. Trastuzumab emtansine for residual invasive HER2-positive breast cancer[J]. N Engl J Med, 2019, 380 (7): 617-628.

[48] VON MINCKWITZ G, PROCTER M, DE AZAMBUJA E, et al. Adjuvant pertuzumab and trastuzumab in early HER2-positive breast cancer[J]. N Engl J Med, 2017, 377 (2): 122-131.

[49] GIANNI L, PIENKOWSKI T, IM Y H, et al. Efficacy and safety of neoadjuvant pertuzumab and trastuzumab in women with locally advanced, inflammatory, or early HER2-positive breast cancer (NeoSphere): a randomised multicentre, open-label, phase 2 trial[J]. Lancet Oncol, 2012, 13 (1): 25-32.

[50] MA F, LI Q, CHEN S, et al. Phase I study and biomarker analysis of pyrotinib, a novel irreversible pan-ErbB receptor tyrosine kinase inhibitor, in patients with human epidermal growth factor receptor 2-positive metastatic breast cancer[J]. J Clin Oncol, 2017, 35 (27): 3105-3112.

[51] LANG G T, JIANG Y Z, SHI J X, et al. Characterization of the genomic landscape and actionable mutations in Chinese breast cancers by clinical sequencing[J]. Nat Commun, 2020, 11 (1): 5679.

[52] JIANG Y Z, MA D, SUO C, et al. Genomic and transcriptomic landscape of triple-negative breast cancers: subtypes and treatment strategies[J]. Cancer Cell, 2019, 35 (3): 428-

440.e5.

[53] LI J J，YU K D，PANG D，et al. Adjuvant capecitabine with docetaxel and cyclophosphamide plus epirubicin for triple-negative breast cancer（CBCSG010）：an open-label，randomized，multicenter，phase Ⅲ trial[J]. J Clin Oncol，2020，38（16）：1774-1784.

[54] YU K D，YE F G，HE M，et al. Effect of adjuvant paclitaxel and carboplatin on survival in women with triple-negative breast cancer：a phase 3 randomized clinical trial[J]. JAMA Oncol，2020，6（9）：1390-1396.

[55] WANG X，WANG S S，HUANG H，et al. Effect of capecitabine maintenance therapy using lower dosage and higher frequency vs observation on disease-free survival among patients with early-stage triple-negative breast cancer who had received standard treatment：the SYSUCC-001 randomized clinical trial [J]. JAMA，2021，325（1）：50-58.

[56] HU X C，ZHANG J，XU B H，et al. Cisplatin plus gemcitabine versus paclitaxel plus gemcitabine as first-line therapy for metastatic triple-negative breast cancer（CBCSG006）：a randomised，open-label，multicentre，phase 3 trial[J]. Lancet Oncol，2015，16（4）：436-446.

[57] ZHANG J，LIN Y，SUN X J，et al. Biomarker assessment of the CBCSG006 trial：a randomized phase Ⅲ trial of cisplatin plus gemcitabine compared with paclitaxel plus gemcitabine as firstline therapy for patients with metastatic triple negative breast cancer[J]. Ann Oncol，2018，29（8）：1741-1747.

[58] LIN M X，CHEN Y，JIN Y Z，et al. Comparative overall survival of CDK4/6 inhibitors plus endocrine therapy vs endocrine therapy alone for hormone receptor-positive，HER2-negative metastatic breast cancer[J]. J Cancer，2020，11（24）：7127-7136.

[59] FALLON M，GIUSTI R，AIELLI F，et al. Management of cancer pain in adult patients：ESMO Clinical Practice Guidelines[J]. Ann Oncol，2018，29（Suppl 4）：iv166-iv191.

[60] ZHAO S，MA D，XIAO Y，et al. Molecular subtyping of triple negative breast cancers by immunohistochemistry：molecular basis and clinical relevance[J]. Oncologist，2020，25（10）：e1481-e1491.

[61] JIANG Y Z，LIU Y，XIAO Y，et al. Molecular subtyping and genomic profiling expand precision medicine in refractory metastatic triple-negative breast cancer：the FUTURE trial [J]. Cell Res，2021，31（2）：178-186.

[62] ALBABATAIN H，ALWHAIBI M，ALBURAIKAN K，et al. Quality of life and complementary and alternative medicine use among women with breast cancer[J]. Saudi Pharm J，2018，26（3）：416-421.

[63] 林洪生，刘 杰，张 英.《恶性肿瘤中医诊疗指南》的内涵及其意义[J]. 中国肿瘤临床与康复，2016，23（3）：257-260.

[64] 陈前军，裴晓华.早期乳腺癌中医辨证内治专家共识[J]. 现代中医临床，2020，27（3）：5-8.

[65] 杨雯靖，念家云，杨国旺.中西医结合治疗乳腺癌现状及展望[J]. 北京中医药，2020，39（10）：1009-1013.

[66] 马 瑞，张 丹，林从尧.小金丸、逍遥丸及乳癖散结胶囊治疗乳腺增生的临床观察[J]. 现代中西医结合杂志，2015，24（2）：140-142.

[67]《乳腺癌 HER2 检测指南（2019 版）》编写组 . 乳腺癌 HER2 检测指南（2019 版）[J]. 中华病理学杂志，2019，48（3）：169-175.

[68]《乳腺癌新辅助治疗的病理诊断专家共识（2020版）》编写组.乳腺癌新辅助治疗的病理诊断专家共识[J]. 中华病理学杂志，2020，49（4）：296-304.

[69] 《乳腺癌雌、孕激素受体检测指南》编写组.乳腺癌雌、孕激素受体检测指南[J].中华病理学杂志，2015，44（4）：237-240.

[70] GOLDHIRSCH A，INGLE J N，GELBER R D，et al. Thresholds for therapies：highlights of the St Gallen international expert consensus on the primary therapy of early breast cancer 2009[J]. Ann Oncol，2009，20（8）：1319-1329.

[71] GOLDHIRSCH A，WOOD W C，COATES A S，et al. Strategies for subtypes：dealing with the diversity of breast cancer：highlights of the St. Gallen international expert consensus on the primary therapy of early breast cancer 2011[J]. Ann Oncol，2011，22（8）：1736-1747.

[72] GOLDHIRSCH A，WINER E P，COATES A S，et al. Personalizing the treatment of women with early breast cancer：highlights of the St Gallen international expert consensus on the primary therapy of early breast cancer 2013[J]. Ann Oncol，2013，24（9）：2206-2223.

[73] WRIGHT M J，PARK J，FEY J V，et al. Perpendicular inked versus tangential shaved margins in breast-conserving surgery：does the method matter?[J]. J Am Coll Surg，2007，204（4）：541-549.

[74] ELSTON C W，ELLIS I O. Pathological prognostic factors in breast cancer. I. The value of histological grade in breast cancer：experience from a large study with long-term follow-up [J]. Histopathology，2002，41（3A）：154-161.

[75] FRIERSON H F，WOLBER R A，BEREAN K W，et al. Interobserver reproducibility of the Nottingham modification of the Bloom and Richardson histologic grading scheme for infiltrating ductal carcinoma[J]. Am J Clin Pathol，1995，103（2）：195-198.

[76] HAMMOND M E，HAYES D F，DOWSETT M，et al. Ameri-

乳腺癌

参考文献

can Society of Clinical Oncology/College of American Pathologists guideline recommendations for immunohistochemical testing of estrogen and progesterone receptors in breast cancer[J]. Arch Pathol Lab Med, 2010, 134（6）: 907-922.

[77] DOWSETT M, NIELSEN T O, A' HERN R, et al. Assessment of Ki-67 in breast cancer: recommendations from the International Ki-67 in Breast Cancer Working Group[J]. J Natl Cancer Inst, 2011, 103（22）: 1656-1664.

[78] WOLFF A C, HAMMOND M E, HICKS D G, et al. Recommendations for human epidermal growth factor receptor 2 testing in breast cancer: American Society of Clinical Oncology/College of American Pathologists clinical practice guideline update[J]. J Clin Oncol, 2013, 31（31）: 3997-4013.

[79] SYMMANS W F, PEINTINGER F, HATZIS C, et al. Measurement of residual breast cancer burden to predict survival after neoadjuvant chemotherapy[J]. J Clin Oncol, 2007, 25（28）: 4414-4422.

[80] OGSTON K N, MILLER I D, PAYNE S, et al. A new histological grading system to assess response of breast cancers to primary chemotherapy: prognostic significance and survival [J]. Breast, 2003, 12（5）: 320-327.

[81] 水若鸿，杨文涛. 乳腺癌Ki-67阳性指数的检测和评估[J]. 中华病理学杂志, 2013, 42（6）: 420-423.

[82] LIN M X, JIN Y Z, YANG Z Y, et al. Determination and clinical significance of bone pseudoprogression in hormone receptor positive metastatic breast cancer[J]. Ther Adv Med Oncol, 2021, 13: 17588359211022881.

[83] ZHANG J F, LIN M X, JIN Y Z, et al. Cisplatin given at three divided doses for three consecutive days in metastatic breast cancer: an alternative schedule for one full dose with comparable efficacy but less CINV and hypomagnesaemia[J].

Breast Cancer Res Treat，2020，182（3）：719-726.

[84]《肿瘤病理诊断规范》项目组.肿瘤病理诊断规范（乳腺癌）[J].中华病理学杂志2016，45（8）：525-528.

[85]杨昭志，孟 晋，马金利，等.早期乳腺癌术后靶区勾画共识[J].中国癌症杂志，2019，29（9）：753-760.

[86]樊代明.整合肿瘤学·临床卷[M].北京：科学出版社，2021.

[87]樊代明.整合肿瘤学·基础卷[M].西安：世界图书出版西安有限公司，2021.